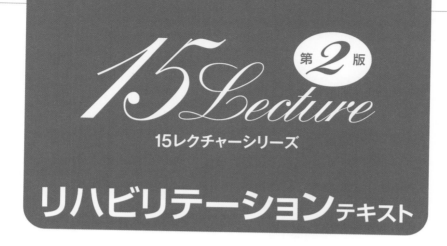

15レクチャーシリーズ

第2版

リハビリテーションテキスト

リハビリテーション統計学

総編集

石川　朗

責任編集

対馬栄輝

中山書店

総編集 ─────── 石 川　　朗　神戸大学生命・医学系保健学域

編集委員（五十音順）─── 木 村 雅 彦　杏林大学保健学部リハビリテーション学科理学療法学専攻
　　　　　　　　　　　 小 林 麻 衣　晴陵リハビリテーション学院理学療法学科
　　　　　　　　　　　 仙 石 泰 仁　札幌医科大学保健医療学部作業療法学科
　　　　　　　　　　　 玉 木　　彰　兵庫医科大学リハビリテーション学部理学療法学科

責任編集 ─────── 対 馬 栄 輝　弘前大学大学院保健学研究科総合リハビリテーション科学領域

執筆（五十音順）───── 石 田 水 里　弘前大学大学院医学研究科ウォーターヘルスサイエンス講座
　　　　　　　　　　　 國 澤 洋 介　埼玉医科大学保健医療学部理学療法学科
　　　　　　　　　　　 五 嶋 裕 子　東京保健医療専門職大学リハビリテーション学部理学療法学科
　　　　　　　　　　　 高 倉 保 幸　埼玉医科大学保健医療学部理学療法学科
　　　　　　　　　　　 対 馬 栄 輝　弘前大学大学院保健学研究科総合リハビリテーション科学領域
　　　　　　　　　　　 藤 田ひとみ　日本福祉大学健康科学部リハビリテーション学科理学療法学専攻
　　　　　　　　　　　 師 岡 祐 輔　埼玉医科大学保健医療学部理学療法学科

刊行のことば

　本15レクチャーシリーズは，医療専門職を目指す学生と，その学生に教授する教員に向けて企画された教科書である．

　理学療法士，作業療法士，言語聴覚士，看護師などの医療専門職となるための教育システムには，養成期間として4年制と3年制課程，養成形態として大学，短期大学，専門学校が存在しており，混合型となっている．どのような教育システムにおいても，卒業時に一定水準の知識と技術を修得していることは不可欠であるが，それを実現するための環境や条件は必ずしも十分に整備されているとはいえない．

　これらの現状をふまえて15レクチャーシリーズでは，医療専門職を目指す学生が授業で使用する本を，医学書ではなく教科書として明確に位置づけた．

　学生諸君に対しては，各教科の基礎的な知識が，後に教授される応用的な知識へとのように関わっているのか理解しやすいよう，また臨床実習や医療専門職に就いた暁には，それらの知識と技術を活用し，さらに発展させていくことができるよう内容・構成を吟味した．一方，教員に対しては，オムニバスによる講義でも重複と漏れがないよう，さらに専門外の講義を担当する場合においても，一定水準以上の内容を教授できるように工夫を重ねた．

　具体的に本書の特徴として，以下の点をあげる．

- 各教科の冒頭に，「学習主題」「学習目標」「学習項目」を明記したシラバスを掲載する．
- 1科目を90分15コマと想定し，90分の授業で効率的に質の高い学習ができるよう1コマの情報量を吟味する．
- 各レクチャーの冒頭に，「到達目標」「講義を理解するためのチェック項目とポイント」「講義終了後の確認事項」を記載する．
- 各教科の最後には定期試験にも応用できる，模擬試験問題を掲載する．試験問題は応用力も確認できる内容としている．

　15レクチャーシリーズが，医療専門職を目指す学生とその学生たちに教授する教員に活用され，わが国におけるリハビリテーションの一層の発展にわずかながらでも寄与することができたら，このうえない喜びである．

2010年9月

総編集　石川　朗

序　文（第2版）

　平均や中央値という用語は，聞いたことがある人も多いと思います．日常生活では，平均という用語を使う機会も多いので，意味についても理解していると思います．「大学生の私は，先月に使ったお小遣いが1日平均1,500円，今月は1日平均1,000円ぐらいだった」といえば，今月は節約したことがわかります．

　しかし，これから述べる統計学では，この日常的な感覚で平均や確率を考えると，ややこしいことが起こります．「私は1日平均1,000円使っていたけど，他の大学生も1日平均1,000円使うのかな？」と思い，周りの同級生を100人調査してみたら，100人分の使ったお小遣いの1日平均は約1,200円だったとします．「日本の大学生は1日平均1,200円ぐらい使うのか」と考えるかもしれません．しかし，日本の大学生全部を調べなければ，真の金額はわかりません．日本全国の大学生を母集団，日本全国の平均を母平均と呼びます．大学生100人分の平均は標本平均といって区別するのです．この標本平均の数値を使って，母平均を推定するのが本書で述べる統計学になります．

　医療に携わる者は，主に疾病を患った人を対象とします．リハビリテーションでは，頻繁に脳卒中患者や骨折患者などを対象とします．脳卒中患者は「早期離床によって廃用症候群が防げる」とか，術後の骨折患者に対して「関節可動域運動をすれば関節拘縮が防げる」などの理論に裏付けられた経験則があります．しかし，この経験則は先人の豊富な経験から生まれたものもありましょうが，大半は「数名の脳卒中患者に対して早期離床を試みたら，早期離床しない人に比べて廃用症候群が起こり難い」という研究成果をもとにして，「他の脳卒中患者でも同じ結果になるのではないか」と推測するわけです．"早期離床"や"廃用症候群"を客観的な数値で表す工夫をしてデータにし，統計学の力を借りて効果があった，なかったという客観的な判断ができるわけです．こうした意味で，ほとんどの研究で統計学が活用されています．

　本書の Lecture 11 以降は，高度なレベルの統計手法を解説しています．具体的に統計解析を行っていないのであれば十分理解する必要はなく，ある程度の理解で十分です．可能であれば，具体的にパソコン用の統計ソフトウェアを使用して解析を体験してみることも推奨します．

2024年1月

責任編集　対馬栄輝

序　文（初版）

　統計学とは，統計のつくり方や統計の判断・推論の方法を研究する学問のことをいいます．ここでの統計とは，ある集団について，その特性を数量的に測って得られる数値のことをいいます．専門的には，「データ」「統計的方法」「統計推論」の3つが統一された総合科学といわれています．

　統計の起源は，家畜や財産の帳簿を付けるために古代人が木に付けた刻み目であるといわれます．また，主に国家・社会の様子をつかむことに活用したために“state（国家）”という用語を使って統計学（statistics）と呼ぶようになりました．

　これから医療に携わろうとするうえで「なぜ統計学が必要なのか」「なぜ数学の勉強が必要なのか」と考える学生は多いでしょう．確かにどのように活用されるのか，まったくイメージがつかめないかもしれません．

　医学に携わる人は，疾病を患った人の集団を治療や研究の対象とします．たとえば，脳血管障害や骨折などの患者と頻繁に遭遇し，「患者さんに対して早期離床を試したら，早期離床しない場合と比べて廃用症候群が起こりにくいのではないか」と感じた経験から「他の患者さんでも同じ結果になるか試してみよう」と実験を繰り返し，経験則が生まれます．この経験則を基に，さらに“早期離床”や“廃用症候群”を客観的な数値で表す工夫をしてデータにし，統計学の力を借りて効果があった/なかったという客観的な判断ができるわけです．こうした意味で，ほとんどの研究で統計学が活用されています．しかし，データを扱う経験がないと重要性がなかなか理解できないものです．最初は，何となくこのような場面で使うのだな，という理解で十分ですので，学習を進めてみてください．

　本書では Lecture 1 から 10 までは基礎的な内容で構成しています．また，Lecture 11 以降は，リハビリテーションの研究ではよく使われている手法ですが，やや高度な内容となっています．特に Lecture 14 や 15 は，ある程度の用語の意味を理解する程度で十分だと思われる内容ですので，無理に理解しようとせず，必要に迫られたときに独学する資料として活用してみてください．

　このテキストが，理学療法士・作業療法士・言語聴覚士のみならず，広くエビデンスに基づくリハビリテーションの臨床に役立つことを願っています．

2014 年 12 月

責任編集を代表して　対馬栄輝

15レクチャーシリーズ
リハビリテーションテキスト／リハビリテーション統計学　第2版
目次

LECTURE 5

1標本の差の検定
──パラメトリック法（2）

五嶋裕子　37

差の検定
──ノンパラメトリック法

國澤洋介・師岡祐輔　**45**

相関

対馬栄輝　**53**

回帰分析

重回帰分析

10 分割表の検定

11 一元配置分散分析

12 反復測定の分散分析

石田水里　91

13 信頼性係数

14 多重ロジスティック回帰分析

15 検査値の判断指標

試験

15レクチャーシリーズ　リハビリテーションテキスト

リハビリテーション統計学　第2版

シラバス

一般目標	臨床研究を行ううえでは，研究法の理解はもとより取得したデータの特徴や様相を解析するために，統計学の基礎知識が必須となる．また，研究成果を臨床に生かす立場としても，根拠に基づいてリハビリテーションを実践するうえで研究報告を正しく解釈するためにも，統計学は必要な知識となる．このテキストでは，数理的な統計学よりは，データを取得したときにどのような統計解析手法を適用させ，結果を得たときにどのように解釈するか，またその注意点などについて，基礎的な知識を身につけることを目的とする．特にリハビリテーションの研究で用いられる機会の多い統計的手法について，具体例をあげて解説することで，実践のための基礎知識の習得を目標とする．加えて，各レクチャー末尾に小問題を掲載した．

回数	学習主題	学習目標	学習項目
1	統計学の基礎	統計学の概略を理解する．統計解析の必要性を理解する	統計学の概略，医療における統計解析の意義，客観的な指標，統計解析の限界
2	データの尺度・特性値・グラフ	データの尺度分類や特性値を理解する．さまざまなグラフの特徴・意味を理解する	データの尺度の分類，代表値，散布度，ヒストグラム，箱ひげ図，エラーバーグラフ，散布図，分割表
3	推定と検定の基礎	推定のしくみを理解する．統計的仮説検定のしくみを理解する	標本，母集団，正規分布，平均・標準偏差，推定，帰無仮説と対立仮説，統計的仮説検定，有意確率，95％信頼区間，シャピロ・ウイルクの検定，統計ソフト（改変Rコマンダー，IBM SPSS®），検定結果の解釈，信頼区間の推定
4	2標本の差の検定 ——パラメトリック法 (1)	2標本の差の検定の適用を理解する．検定結果の読み方，適用の注意点を理解する	差の検定，2標本t検定，ウェルチの検定，パソコンによる結果の意味・読み方，解釈上の注意点
5	1標本の差の検定 ——パラメトリック法 (2)	1標本の差の検定の適用を理解する．検定結果の読み方，適用の注意点を理解する	対応のあるt検定，パソコンによる結果の意味・読み方，解釈上の注意点，母平均の差の検定
6	差の検定 ——ノンパラメトリック法	ノンパラメトリック法の差の検定の適用を理解する．検定結果の読み方，適用の注意点を理解する	マン・ホイットニーの検定，ウィルコクソンの検定，符号検定，パソコンによる結果の意味・読み方，解釈上の注意点
7	相関	相関係数の意味を理解する	相関係数，順位相関係数，正の相関，負の相関，効果量，結果の解釈方法，解釈上の注意点
8	回帰分析	回帰分析を理解する	従属変数，独立変数，回帰分析，回帰式，回帰係数，残差，標準化回帰係数，決定係数，結果の解釈方法，解釈上の注意点
9	重回帰分析	重回帰分析を理解する	重回帰分析，単変量解析と多変量解析，分散分析表，多重共線性，変数選択法，結果の解釈方法，解釈上の注意点
10	分割表の検定	分割表の検定を理解する	分割表，期待度数，χ^2検定，結果の解釈方法，解釈上の注意点
11	一元配置分散分析	一元配置分散分析を理解する	一元配置分散分析，結果の解釈方法，多重比較法，解釈上の注意点
12	反復測定の分散分析	反復測定の分散分析を理解する	反復測定の分散分析，結果の解釈方法，多重比較法，解釈上の注意点
13	信頼性係数	信頼性の指標となる係数の適用を理解する	信頼性，級内相関係数，カッパ係数，ブランド・オルトマンプロット
14	多重ロジスティック回帰分析	多重ロジスティック回帰分析を理解する	多重ロジスティック回帰分析，オッズ比，結果の解釈方法，解釈上の注意点
15	検査値の判断指標	診断に用いる指標を理解する	感度・特異度，ROC曲線，カットオフ値の求め方，陽性的中率と陰性的中率，リスク比，尤度比

LECTURE 1 統計学の基礎

到達目標

- 統計学の概略について理解する.
- 統計解析の必要性を理解する.
- 統計解析の実際について大まかに理解する.

この講義を理解するために

　この講義では,統計学の導入段階の基本的な知識について学びます.最初に,統計学の概略について説明します.次に,医療における統計解析の必要性を説明します.そして,医学・医療の研究において実践される統計解析についての実際を簡単に解説します.これらの知識をもとに,以降の講義へ発展させていきます.

　この講義では,数学としての統計学ではなく,実践としての統計解析を解説しますので,数学的な知識はほとんど必要ありません.しかし,講義の前に最低限,以下の点については確認しておきましょう.

　　□ 確率の意味や表し方を知っておく.
　　□ さまざまなグラフの種類を調べておく.
　　□ 平均の計算方法や意味を調べておく.

講義を終えて確認すること

　　□ 統計学の概略を理解できた.
　　□ 統計解析の必要性を理解できた.
　　□ 統計解析の実際について大まかに理解できた.

1．統計学の概略

1）統計学

統計学とは何か．『岩波国語辞典』には，

・とうけい【統計】
（人・物・出来事の）ある集団について，その特性を数量的に測って得られる数値．

・とうけいがく【統計学】
統計の作り方，それによる判断・推論の方法を研究する学問．

・とうけいてき【統計的】
統計上の．統計によっていること．統計を取って知り得るような．

と記されている．専門的にいえば，統計学とは，データ，統計的方法，統計推論の3つが統一された総合科学である．

　これまでにも"確率・統計"という教科名を聞いたり習ったりした経験や，度数分布表や，円グラフ，棒グラフ（図1）を目にしたり描いたりした経験があるであろう．さらに，データの平均をみたり計算したりする機会は，ほとんどの人が実社会でも行っている．これらは簡単ながらも立派な統計であり，情報を得て意思決定するうえで非常に重要な作業である．

2）統計学の分類

　統計学には，大きくは数理統計学，記述統計学，推測統計学（推計学），探索的データ解析という分類がある（**図2**）．医学に内科，外科，整形外科といった領域があるように，統計学にもさまざまな理論体系がある．

（1）数理統計学

　数理統計学とは，数学としての統計学であり，統計の特性を確率論や分布関数で表し，数理的な論理を展開する学問である．基本的事項として非常に大切であるが，初めて統計学を学ぶ人にとっては難易度が高い．

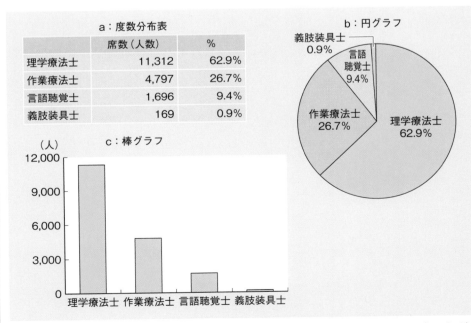

図1　さまざまなグラフや表（数値は2023年国家試験合格者数，厚生労働省発表による）

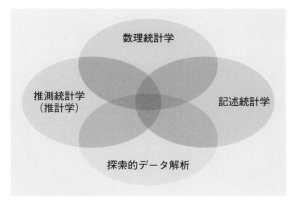

図2　統計学の分類

（2）記述統計学

　データの特性（Lecture 2 参照）を表す，平均や中央値などの代表値，標準偏差（SD）などの散布度は記述統計値と呼ばれ，これを扱う全般を記述統計学という．たとえば，日本の人口構成，平均寿命など，大量に集めたデータを平均やグラフによって表した情報から，例年に比べて今年は人口増加率が高いとか，平均寿命が延びているとか，出身地は関東地方の人が多いとかいった考察をする．

　データの記述・要約を行う記述統計学の問題は，大量にデータを取得（1,000 人以上など）しなければならない点である．大量にデータを集めないと，求めた記述統計値（平均やパーセントの値）の信憑性が低いからである．したがって，大規模な調査研究ではない限り，最近では使われなくなった方法である．

（3）推測統計学

　推測統計学（推計学）は，少数のデータから同じ属性をもつ大集団全体の特性を予測したり，2 つ以上の集団を比較することを行ったりする（Lecture 3 参照）．少数の被検者から一般化した知見を得るために，時間的・費用的にも効率がよく利用価値の高い手法である．本書では，この推測統計学を主に解説する．

　少数の対象者（標本）からデータを取得し，データから代表値（平均や中央値）を求める．その代表値を頼りに，標本と同じ属性をもつ，実際には測りえない大集団（母集団）の平均や中央値を推測して，差があるかないか，関係（相関）があるかないかという結論を導く手法である．このような差の検定，相関，回帰分析などは統計的手法と呼ばれ，後のレクチャーで説明する．各統計的手法のうち，確率（p）が計算され，そのpに基づいて推定することを統計的仮説検定（検定）と呼ぶ．これは推測統計学の中核を成すものである．

　推測統計学は，標本が数十例と少なくても，母集団の特性を推測できる点で非常に効率的である．しかし，少数例で間に合う半面，いかにして無作為に標本を抽出するかという問題もある．したがって，推測統計学では標本の決定，データの測り方に十分な注意を要する．

（4）探索的データ解析

　探索的データ解析とは，最近注目されつつある手法で，記述統計学と推測統計学の中間的な位置に存在する，より実践的な理論である．具体的には記述統計学にかなり似ていて，データを複雑なグラフで表し，その関係性を統計数値だけでなく視覚的にも確認しようという方法である．何か新しい関係を発見するために，さまざまなグラフを駆使・考案して表現するという特徴がある（**図3**）．こうした作業は，新しい方法ではなく統計解析を行ううえでの基本となる．

　グラフを観察して判断するので客観性に欠ける部分はあるが，推測統計学のように

標準偏差
（standard deviation：SD）

記述統計学（descriptive statistics）

📖 MEMO
医療分野の研究で，大量にデータを集めるのは難しい．多くの時間や費用をかけて結論を導いても，効率が悪いことが多い．

推測統計学（inferential statistics）

📖 MEMO
標本（sample）
統計解析の対象としているデータ．サンプル．標本の大きさ（sample size）を示すときには，number（数）の頭文字nを用いて$n＝10$（人）というように書く．

📖 MEMO
母集団（population）
統計解析の対象としているデータの母体．現実的には測定することができない．

確率（probability；pもしくはPと表記）

統計的仮説検定（statistical test of hypothesis）

📖 MEMO
高血圧症患者の標本を選ぶときに，男性だけとか重症者だけとか高齢者だけとかいった偏りがあれば，母集団の推測は歪んだものとなり，推測精度は落ちる．

探索的データ解析（EDA：exploratory data analysis）

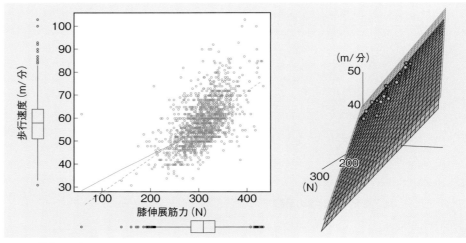

図3 複雑なグラフ表示
左は，歩行速度と膝伸展筋力の関係を示したグラフである．関係を示す直線や点線を引いているが，曲線的な関係を示しているようにもみえる．右は，歩行速度と膝伸展筋力の関係を男女別に3次元状の平面で表したグラフである．パソコン画面では，マウスを使ってグラフを回転させ，変数の関係を詳しく見ることができる．

数値のみで表す方法と比べると，思わぬ見落としを未然に防ぐことも可能である．また，数値には表れない例外や個人の動向を観察できるため，新たな発見につながることも多い．推測統計学と並んで積極的に活用されるべき方法である．

（5）医学・医療で活用される統計学

上記統計学の4つの分類のうち，医学・医療で活用されるのは，記述統計学，推測統計学，探索的データ解析である．古来は記述統計学が主流であったが，いまは推測統計学が多用されるようになった．推測統計学は特に，医療分野の研究で必要不可欠であり，このテキストでも中心的に扱う．パーソナルコンピュータ（以下，パソコン）の発展に伴って瞬時に計算が可能となったこと，さらにパソコン用統計ソフトウェア（以下，統計ソフト）のグラフィック性能が高まったことにより，探索的データ解析に関しても活用される場面が多くなった．

データを対象として記述統計値を求め，ときにはグラフを描画してデータの様相や関係性を考察し，さらには検定を行って一定の結論に達する作業全般を統計的データ解析（以下，統計解析）という．上述した統計学の分類は理論的なものであるが，統計解析とは実際的なものである．

医学・医療の分野で必要とされるのは，この統計解析の知識であり，統計学そのものではない．とはいえ，統計解析を行うにあたっては，統計学の基本的なことがらを知っておいたほうがよい．そこでこの講義でも単なるデータハンドリング（データの扱い方）だけではなく簡単な理論にも触れるため，あえて統計学という表題を用いていることに注意する．

2. 統計解析の必要性

1）医療におけるデータの重要性

医療を行ううえで，データに基づく判断を迫られることは日常茶飯事である．身体機能評価として測定した片脚立位保持時間が25秒を超えたら，転倒の危険性が低いという知見があったとする．ある高齢者の片脚立位保持時間が35秒だった場合，「転倒の危険性は低いかもしれない」と予想するだろう．

仮に厳密な数値で測定できないときでも，「この人は，ふらつきが大きいな．そういえば（過去の経験をもとにすれば），これくらいのふらつきの人はほとんど病室で

統計ソフト
世界的に頻繁に使用され，信頼性が高いといわれる統計ソフトとしては，SAS®（SAS Japan），IBM SPSS®（日本アイ・ビー・エム）が有名である．最近では，世界的に統計学者に活用されているR（CRAN）というオープンソースのものもあり，操作性を向上させたRコマンダーは便利である．無料でありながら，信頼性が高い．

統計解析（statistical analysis）

医学・医療と統計学
医学・医療の研究には統計学の理解が必要だ，という話を聞くことがある．しかし，統計学は数理統計学を基盤とする一つの独立した学問である．統計学を理解することは大いに結構であるが，医学・医療の研究に必要とされているのは統計学のうち，むしろ統計解析の理解なのである．

転倒したな．やはり危険だ」と思えば，「転倒の危険性は高いかもしれない」という判断に行きつく．意識のなかにふらつきの度合いを評価する観察点が備わっており，経験的に蓄積されているのである．

予備知識や経験の蓄積がなければ，適切な判断にたどりつけない．しかし，医療の現場では勘だけを頼りに介入することがあってはならないし，経験のみに委ねるのも危険である．

2) 医療における統計解析の意義

経験は客観的な形，すなわちデータとして蓄積され，専門家のあいだで共有できるよう整理されているべきである．単に経験に委ねて固有の技能としてしか保持しないなら，それは職人でしかない．専門家にも職人的な要素は必要だが，その技術を広く普及させるためには，客観的な指標を提示して共有していかなければならない．

一般的に研究を行う過程において，データを収集し統計解析を経て，一定の結論に達する．したがって，自らが研究を行うために統計解析の基礎は理解していなければならず，研究を行わないとしても，他の専門家による研究成果を解読するためには，それらを理解する必要がある．

3) 統計解析の理解の必要性

いま風邪に効く市販薬A薬とB薬があったとする．A薬は80％（100人中80人）の人に効き，B薬は70％（100人中70人）の人に効く．あなたが風邪を患ったとき，どちらの薬を服用するだろうか．数字の情報だけなら，A薬のほうがより効くことになる．そして，「どれくらい効くか」の情報は薬剤師などの専門家でなければわからないとすれば，あなたは薬剤師に「どちらの薬が効きますか」と尋ね，結果を聞いてから服薬することになる．

薬剤師は，薬剤がそれぞれどれくらいの効力をもつかを調べた研究成果を知識として備えて，その情報を提供する．一方，その薬剤師の知識は確かか，という疑問がわく．専門家ならなおさら正確性が要求され，どこの誰から入手した情報なのか，その情報は専門的に解釈して妥当なのか，という評価ができなければならない．

さらに，どのような場面で効くのかという判断も必要である．「A薬のほうが多くの人に効いているから，あなたもこれを飲むべきだ」という短絡的な指示には，大きな問題があるかもしれない．専門家である薬剤師は，どのような人に対して，どのような症状の場合に，どのような場面で効くのか，を勘案したうえで，「あなたには，こちらが効くと考える」と服薬指導を行う．そのためには，研究方法が適切であるかを評価したうえで，統計解析の結果を吟味できる必要がある．

最終的に専門家に要求されるのは，統計解析の結果を，どうやって対象者に応用するべきかを考えなければならないということである．したがって，統計解析によって得られた結果は，判断材料の一部にすぎない．しかし，それさえも正しく解釈できないならば，治療そのものが成立しない．

3. 統計解析の理解

1) 統計解析の実際

経験的に高齢者の握力よりも若年者の握力は強いと予想する．実際に，若年者4人と高齢者5人の握力を測ってみたところ，以下のデータを得た．

若年者（kg）：35.5，50.5，55.8，49.4

高齢者（kg）：23.0，25.0，30.7，37.6，45.2

確かに，「若年者の握力は強い」と結論づけられるようにみえる．ところが，若年者には高齢者より握力が弱い人がいるし，高齢者には若年者より握力が強い人もい

MEMO

専門家（specialistまたはexpert）
専門家とは，「ある特定の学問・事柄を専門に研究・担当して，それに精通している人」のことをいう．したがって，学問としての医学をもとにして，発展のために研究し，その成果を理解し，専門的な学問分野に精通していなければならない．そして研究によって得られた知見は，専門家のあいだで共有できなければならない．

MEMO

職人（craftsman）
職人とは，「自分の技能によって物を作ることを職業とする人」である．

MEMO

「治療は結局，統計解析で決まるのか」とか，「統計解析こそがすべてなのか」という考えもよぎるかもしれない．しかし，統計解析の結果は，たかだか対象者の集団としてみたときに，平均的に効く・効かないということにすぎない．専門家であれば，さらに個人差を考慮して，どうやったらこの人に効果的に効かせることができるか，を考えるのである．

ここがポイント！
データに誤差が含まれるならば「もっと精度をよくして測定すればいい」と思うに違いない．しかし，この誤差は，絶対になくなることはない．ただし，常に正の方向（または負の方向）にずれて測定される誤差があるとすれば，それはバイアス（偏り）と呼ばれ，測定の精度を上げる方法を見直さなければならない．

MEMO
ヒストグラム（histogram）は柱状グラフとも呼ばれ，データの数値をいくつかの段階に区切り，その区切りのなかに該当するデータの量を縦の棒の長さで表したものである．

エラーバーグラフ
（error bar graph）

る．若年者の握力は強い，と結論づけてよいものだろうか．

データには，測定時の被検者の変動（体調や意欲の変化），測定者の誤差，測定機器の誤差が必ず含まれる．通常，誤差は測るたびに正と負の方向に（プラスマイナスに）均等にばらつくと考える．データに誤差があるならば，握力 36 kg の若年者と握力 35 kg の高齢者の，たった 1 kg の差で若年者が強いとはいいきれなくなる．たまたま，この 2 人に差があるだけかもしれない．そこで，数人の被検者のデータを測って誤差の影響を小さくしようと考える．人数が多ければ特定の人に限局した結果ではなくなる．そして，データの誤差は測るたびにプラスマイナスにばらつくので，人数が多いほど誤差の影響も小さくなる．

人数を集めたうえで，どのようにデータを比較するか．これには，対象集団の中心的な値である平均が用いられることが多い．そして，平均によって全体的にみたとき，差があるかどうかを調べる．上述した握力のデータで計算すると若年者の平均は 47.8 kg，高齢者の平均は 32.3 kg，つまり，若年者は平均で 15.5 kg 高いことから，かなりの差があると考えられる．ここで計算された平均について，**図 4a** のヒストグラム（Lecture 2 参照）を作成した．

また，対象人数を増やして握力を測定したデータを想定し，計算された平均について，**図 4b** のヒストグラムを作成した．

図 4a と **図 4b** では平均の差は同じであるが，データのばらつき（ヒストグラムの横幅）が異なり，**図 4b** のほうが差は明らかである．重複する人（高齢者で若年者よりも握力が強い人と若年者で高齢者よりも握力が弱い人）がほとんどいないからである．

このように，差があるかどうかを検討するときは，平均の差はもちろんだが，データ自体のばらつきも問題となる．データのばらつきを表す指標として，標準偏差が使われる（Lecture 2 参照）．医療における研究論文を読むと，エラーバーグラフ（Lecture 2 参照）が掲載されていることが多い．**図 5** のエラーバーグラフは，まん中の点を平均，上下に伸びる線を標準偏差で表し，**図 4a** のヒストグラムを簡略化した

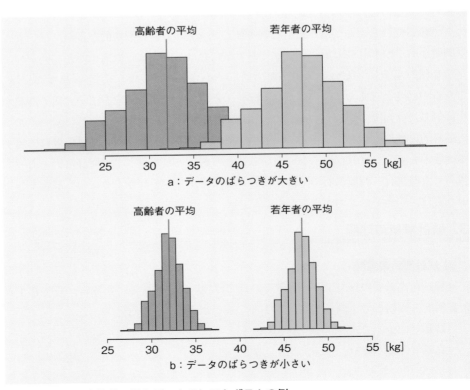

図 4　若年者と高齢者の握力データのヒストグラムの例

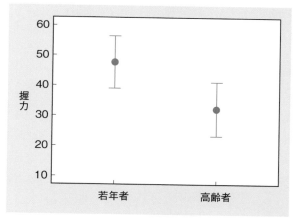

図5 エラーバーグラフで表した例
●は平均, エラーバーは標準偏差.

ものである. このエラーバーグラフによって, 平均はどれくらいか, データのばらつきはどれくらいか, 観察できる.

2) 客観的な指標

ヒストグラムやエラーバーグラフを観察したり, 平均や標準偏差を比べて差があるかないかを判断したりすることは, 主観的である. そこで, 前述したように, 検定を行って出力された確率 p をみて, 客観的に差があることを判断する, つまり, 統計的に差があるかどうかを推測する統計的仮説検定 (以下, 検定) を行う.

計算結果は統計ソフトで一瞬のうちに出力されるので, あとはこの読み方さえわかれば十分であるが, 検定の原理や判定の手順については Lecture 3 で解説する.

3) 統計解析の限界

データをパソコンに入力して, 統計ソフトを使えば, 客観的な指標が出力されるが, それで統計解析のすべてが判断できるわけではない. 統計解析による結果は推測レベルを脱せないため, 判断の根拠として示す必要はあるが, 絶対ということはありえない.

差があると判断できたとしても, どれくらいの差かという判断は難しい. また, 統計解析はあくまで平均などデータの代表値を扱うものである. したがって, その判断がすべての人にあてはまるわけではない. 「統計解析を行って得られた結果が有意なので, 間違いなく差がある」という結論にはなりえない.

この点についてよく周知していないと, 統計解析に騙されてしまうことがある.

■参考文献

1) 渡部 洋. 探索的データ解析入門—データの構造を探る. 朝倉書店; 1985.

MEMO

ここでいうエラーとは, 誤差あるいはデータのばらつきで, これをエラーバーで図形描写している. つまり, エラーバーは測定がどれほど正確か, 逆にいえば, 真の値が報告された値からどれほど離れているかという概念を与える. グラフあるいは説明文にはエラーバーが何を表わしているかを明確に記す必要がある.

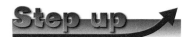

統計学の基礎事項

1) 平均の性質

対象者，つまり標本のデータから求められる有限の平均は，正しくは標本平均（sample mean）という．これに対して，標本と同じ属性をもち実際には測りえない無限大（∞：インフィニティ）の大集団である母集団の平均を母平均（population mean）という．母平均は∞人の対象者から得られる値であるために推定する以外にないが，そのための望ましい値は標本平均であることがわかっている．したがって，標本平均を求めることによって，母平均の推定を行っていることになる．

2) 標準誤差

標準偏差（SD：standard deviation）は"データのばらつき"を表すものである．これに対して標準誤差（SEM：standard error of mean）は"平均のばらつき"を表すものである．

たとえば，A大学で学生 $n=10$ 人の握力を測定して平均を求めたとする．同じようにB大学，C大学，D大学，…でも測定して平均を求めたとする．複数の大学でまったく同じ測定をして平均を求め，A大学，B大学，C大学，D大学，…の各平均を，さらに平均すると「複数大学の平均の平均」が求められる．この「複数大学の平均の平均」は，母平均の望ましい推定値となる．そして，「複数大学の平均の平均」は，データから求められるばらつきをもつことになる．これが標準誤差であり，$SEM = \dfrac{SD}{\sqrt{n}}$ となる．

3) 自由度

自由度（df：degree of freedom）は，統計解析を行うと頻繁に出てくる用語である．しかし，統計解析を手計算で行うことはまずなく，ほとんどは統計ソフトで計算されるため，簡単な意味だけ説明する．

「3人の対象者の平均握力は50 kgである．この3人の握力値はいくらか」について，実際に計算してみよう．もし，1人目が10 kg，2人目が20 kgだとすると，必然的に3人目は120 kgとなる．もし，1人目が30 kg，2人目が40 kgだとすると，必然的に3人目は80 kgとなる．

平均が固定されているときは，2人までは自由な値であってもかまわないが，残りの1人は束縛条件で決まってしまう．このことを，統計学的に自由度と呼ぶ．推測統計学では，平均だけでなくほかの記述統計値もこの束縛条件下で推測を行うため，自由度という用語が登場する．しかし，統計解析を行ううえでは，自由度の意味はあまり気にしなくてよい．

小問題

1. 統計学を大きく4つに分類せよ．
2. 治療を受けた人と治療を受けていない人を対象として血圧値を測り，治療を受けた人の血圧値が低いので差があると判断した．この判断は，なぜ正しくないのか．
3. 周囲の4〜5人に身長を聞き，平均を計算せよ．さらに別の対象者群の身長から平均を求めた人にその値を尋ねて比較せよ．また，値が大きく異なる場合の理由を検討せよ．

（解答は p.129）

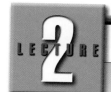

データの尺度・特性値・グラフ

到達目標

● データの尺度分類を理解する.

● データの特性値を理解する.

● さまざまなグラフの特徴と意味を理解する.

この講義を理解するために

　この講義では，収集したデータを整理し，統計解析や比較などを行うために重要である，データの全体像の適切な把握方法について学びます．そのために，データの特徴や傾向を表すための尺度分類や特性値，グラフの種類とそれぞれの意味を説明します．実際に使用されるデータをイメージしやすくするため，具体的な例を示しながら，数値や図表を用いています．

　データの尺度分類，特性値，グラフの特徴と意味を理解するために，以下の点について確認しておきましょう．

　　□ 統計学の概略を学習しておく．

　　□ 統計解析の必要性と活用例について学習しておく．

講義を終えて確認すること

　　□ データの尺度分類とその特徴を理解できた．

　　□ データの中心を表す特性値について，その特徴と意味を理解できた．

　　□ データのばらつきを表す特性値について，その特徴と意味を理解できた．

　　□ グラフの特徴とその適用を理解できた．

1. データの尺度

尺度（scale）

MEMO
変数（variable）
質的または量的な値が変化しうるあらゆる属性，現象，事象．

MEMO
名義尺度（nominal scale）
同一性情報であり，区分に大小や優劣はなく，合計や平均を求めることに意味はない．

MEMO
順序尺度（ordinal scale）
大小や優劣など順位はあるが，その数値の大きさに意味はなく，加減乗除にも意味はない．

MEMO
間隔尺度（interval scale）
客観的な量として表せるデータで，その数値の差の大きさについても明確に表すことができ，加減の演算が可能である．

MEMO
比率尺度（比尺度；ratio scale）
データの原点（0）が一義的に定まっている点で，間隔尺度と異なる．加減乗除すべての演算が可能である．

MEMO
質的データ（質的変数）
数値化や類型化が難しく，単に分類や種類を区別するためだけのデータ．定性的データ．
量的データ（量的変数）
数値で推し測ることができ，数値の大小に意味をもつデータ．定量的データ．

1）尺度の分類

尺度とは，一定の決まりによってデータ（変数）を分類する基準のことである．
一般的には，以下の4種類の尺度に分類されるが，実際には，名義尺度，順序尺度，間隔・比率尺度の3つに分類できればよい．

（1）名義尺度

性別｛男性，女性｝，出身県｛北海道，東京都，大阪府，福岡県，沖縄県｝，血液型｛A型，B型，O型，AB型｝などが名義尺度にあたる．
名義尺度で使用するデータは，他のものから対立区分されているという同一性の情報をもっており，どの程度大きいか，何倍大きいかなどは示していない．区分自体に大小や優劣，順序といった情報がないことから，合計や平均を求めることに意味はない．

（2）順序尺度

マラソンの順位｛1位，2位，3位，4位，…｝，病気の重症度｛重症，中等症，軽症｝，地震の大きさを示す震度｛震度1，震度2，震度3，…｝などが順序尺度にあたる．
順序尺度で使用するデータは，同一性に加え，一定の順序を決めて区分されているという順序性の情報をもっている．大小，優劣など順序に意味はあるが，数値間の間隔や比率に意味がないため，「1位＞2位＞3位」とはいえても「2位－1位＝3位－2位」とはいえない．順序尺度では名義尺度と同様に，＋，－，×，÷の四則演算（加減乗除）は意味をもたない．

（3）間隔尺度

体温｛36.0℃，36.2℃，37.4℃，…｝，西暦｛1900年，1995年，2001年，2013年，…｝，知能指数｛85，100，150，180，…｝などが間隔尺度にあたる．
間隔尺度で使用するデータは，同一性，順序性に加え，一定の間隔を決めて区分されているという加法性の情報をもっている．数値間の距離が等間隔であるという意味があり，＋，－（加減）の演算が可能である．

（4）比率尺度

比尺度ともいう．身長｛156.3 cm，162.5 cm，174.7 cm，182.0 cm，…｝，体重｛38.2 kg，41.0 kg，55.3 kg，60.1 kg，…｝，100 m走のタイム｛9.76秒，10.01秒，10.22秒，11.45秒，…｝などが比率尺度にあたる．
比率尺度で使用するデータは，同一性，順序性，加法性に加え，絶対原点から等間隔に区分されているという等比性の情報をもっている．数値間が等間隔であることに加え，原点「0」に意味があり，＋，－，×，÷の四則演算（加減乗除）すべてが可能である．

2）4つの尺度の相違点

4つの尺度の違いは，その数値がもつ情報量である．情報量は，名義尺度＜順序尺度＜間隔尺度＜比率尺度の順に大きくなり，大は小を兼ねることもできる．たとえば，比率尺度のデータを順序尺度や名義尺度に変換して使用することは可能であるが，名義尺度を比率尺度に変換して使用することは不可能である．
実際的には，名義尺度と順序尺度は質的（定性的）データ，間隔尺度と比率尺度は量的（定量的）データとして扱われることが多い．

2. 特性値

特性値は，それぞれのデータがもっている情報を縮約し，データ分布の特徴を示す数値である．データの中心を表す「代表値」とデータのばらつきを表す「散布度」の2つがある．

1) 代表値

データの中心を表す代表値としては，以下のものがよく用いられる．平均（平均値），中央値，最頻値を分布の形状（グラフ）との関係で示すと**図1**のようになる．正規分布の場合，代表値は同じ値を示す．

(1) 平均

平均（平均値）は，広く用いられる代表値で，データの総和（合計）をデータの個数で割った値である．平均は比率尺度や間隔尺度で正規分布（Lecture 3 参照）に従うデータ分布の中心を表し，比較的意味をとらえやすく，計算も容易である．

例として，以下の13個のデータ（$n=13$）の平均を求める．

$\{1, 1, 1, 2, 3, 3, 3, 3, 5, 7, 7, 10, 11\}$

$(1+1+1+2+3+3+3+3+5+7+7+10+11)/13 = 57/13 = 4.38$（**図2**）

(2) 中央値

中央値は，データ分布の中心を表すためにデータを大きさの順に並べたとき，ちょうどまんなか（中央）に位置する値である．データ数が偶数である場合は，データ分布の中心にある2つ（両隣）の値を平均して求める．中央値は50パーセンタイル値や中位数とも呼ばれる．

前述したデータの例 $\{1, 1, 1, 2, 3, 3, \overset{\cdot}{3}, 3, 5, 7, 7, 10, 11\}$ では，中央に位置する7番目の「3」が中央値となる（**図2**）．

(3) 最頻値

最頻値は，最も度数の大きい，つまり頻繁に出現する値である．量的（連続型）データのように，細かく同じ数値をとることが少ない場合には用いることはあまりない．名義尺度のような質的データの代表値として，分布の中心を表す．

前述したデータの例 $\{1, 1, 1, 2, \overset{\cdot}{3}, \overset{\cdot}{3}, \overset{\cdot}{3}, \overset{\cdot}{3}, 5, 7, 7, 10, 11\}$ で最頻値を示す場合は，同じ値が最も多く4つある「3」となる（**図2**）．

2) 散布度

データのばらつき（分布）を表す散布度としては，以下のものがよく用いられる．データに偏りがなければ平均と標準偏差を，偏りがある場合は中央値，四分位範囲，範囲を示すとよい．

代表値 (measure of central tendency)

MEMO
図1は，データの数が∞に近い場合の説明である．実際のデータでは，必ずしも図1のようになるとは限らない．

平均（平均値；Mean）

中央値 (median)

気をつけよう！
次のデータ（14個）のように，データ数が偶数の例 $\{4, 4, 5, 5, 5, 6, 6, 7, 8, 10, 12, 15, 15, 15\}$ では，7番目の「6」と8番目の「7」を平均した「6.5」が中央値となる．

最頻値 (mode)

MEMO
度数 (frequency)
統計において標本として得られた数値の個数．

分布 (distribution)

散布度 (measure of dispersion)

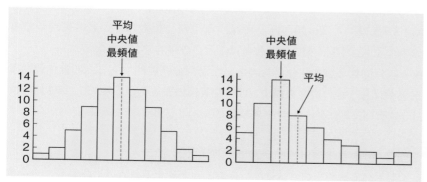

図1　分布形状と代表値
左の分布では，平均，中央値，最頻値は同じ値を示す．
右の分布では，平均と中央値，最頻値は異なる値を示す．

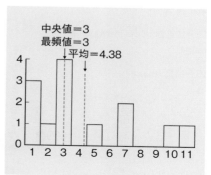

図2　データの例の分布形状と代表値

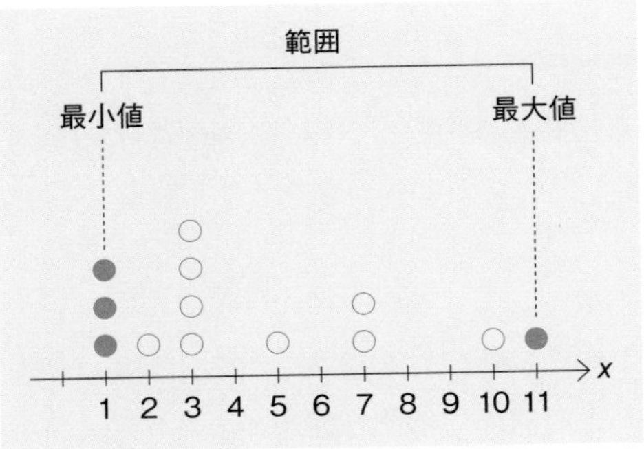

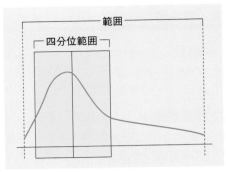

図3　データの例の範囲

図4　外れ値があるときの範囲と四分位範囲の例

（1）分散と標準偏差

分散も標準偏差も平均からのばらつきの大きさを示す値である．分散は，各データから平均を引き，その二乗和を $n-1$ で割って計算する．前述データの例 ｛1，1，1，2，3，3，3，5，7，7，10，11｝ では，平均が4.38，$n=13$ なので，

$$分散 = \frac{(1-4.38)^2 + (1-4.38)2 + (1-4.38)^2 + \cdots\cdots + (7-4.38)^2 + (10-4.38)^2 + (11-4.38)^2}{13-1}$$

$$= 11.42 \text{ である．}$$

また，データのそれぞれの値と平均との差を偏差といい，偏差が大きいほど中心付近から離れていく．そして，データのばらつきを表す基本的な数値である標準偏差は，分散の正の平方根を用い，先に述べたデータの例では，$\sqrt{11.42} = 3.38$ となる．標準偏差の表記例として医学論文の場合では，平均±標準偏差（Mean±SD）と記述することが多く，この例では「4.38±3.38」となる．

（2）範囲

範囲は，データを大きさの順に並べたときの最大値から最小値までの間隔（幅）である．範囲＝最大値−最小値で表され，範囲が大きいほど散布図も大きくなる．

先に述べたデータの例では，「（11−1）＝10」となる（図3）．

（3）四分位範囲

範囲は最大値から最小値の幅で定義されるため，極端な値（外れ値）がある場合にはその影響を受けてしまう．そこで，中央値に対応したばらつきの指標として四分位範囲（IQR）が用いられる（図4）．

データを小さい順に並べたときの1/4番目のデータを第1四分位数（25パーセンタイル値，小さいほうから25％目の値），3/4番目のデータを第3四分位数（75パーセンタイル値，小さいほうから75％目の値）と呼ぶ．第1四分位数は中央値から最小値までの範囲の中央値であり，第2四分位数は中央値と同値，第3四分位数は中央値から最大値までの範囲の中央値である．したがって，先に述べたデータの例 ｛1，1，1，2，3，3，3，5，7，7，10，11｝ では，第1四分位数は1と2の平均つまり「1.5」，第2四分位数は「3」，第3四分位数は7と7の平均で「7」となる．

この，第3四分位数と第1四分位数のあいだが四分囲範囲である．四分位範囲はデータの50％のばらつきの範囲を表す．四分位範囲の表記例は「中央値（第1四分位数—第3四分位数）」，先に述べたデータの例では，「3（1.5 — 7）」となる．

3. グラフ

全体的なデータの特徴や傾向を視覚的に理解しやすくするために，収集したデータを目的に合ったグラフで表す．状況を的確に把握することが可能となるが，使用するデータの種類や選択するグラフの種類を間違えると，データの傾向を見誤ることもある．

分散（variance）

標準偏差（SD：standard deviation）

✏ MEMO

分散は標準偏差を2乗したものである．論文や学会報告などで記述する場合，平均と単位をそろえる意味で，分散の正の平方根である標準偏差を用いるのが一般的である．

📖 調べてみよう

変動係数（coefficient of variation）

標準偏差を平均で割って百分率で表した数値である．変動係数は，単位の異なる場合や平均の大きさが異なる場合などのばらつきの指標として用いられる．変動係数は単位のない無名数であるが，百分率で表すため「％」を用いることが多い．前述したデータの例では，標準偏差（3.38）÷平均（4.38）×100＝0.77×100＝変動係数（77％）となる．数値が大きいほど，ばらつきが大きいことを表す．

範囲（range）

最大値（maximum）

最小値（minimum）

四分位範囲（IQR：interquartile range）

四分位数（quartile）

1) ヒストグラム

　　データを各階級に区切って階級ごとの頻度をグラフにしたものがヒストグラムであり，柱状グラフとも呼ばれる.

　　ヒストグラムは連続型データの分布を表すグラフである. 縦軸は各階級の度数（頻度），横軸は連続した値のデータであるため，柱と柱の間隔は開けないように作成する（**図5**）. グラフの形状はデータの分布の特徴を示しており，山の高いところ（峰，ピーク）が1つ（単峰性）もしくは2つ以上（多峰性）であることや，左右対称的（もしくは非対称的）な形状，左右の裾の長さ，外れ値の存在などを視覚的に理解することができる.

2) 箱ひげ図

　　箱と箱から伸びる上下（あるいは左右）のひげを用いて，データの分布を表したものが箱ひげ図である. 箱ひげ図は，最小値，25パーセンタイル値（第1四分位数），中央値（第2四分位数），75パーセンタイル値（第3四分位数），最大値の5つの数値を用いて描かれる（**図6**）. 中央値と四分位範囲を使用しているため，正規分布に従わないデータの分布の中心やばらつきを表し，各群の特徴や傾向を視覚的に比較して理解することができる.

　　中央値は箱のなかの太線，25パーセンタイル値と75パーセンタイル値は箱の上辺と下辺（あるいは左辺と右辺），最小値と最大値は箱から上下（あるいは左右）に伸びたひげで示される. 箱ひげ図はたいていの統計ソフトで容易に作成できるため，それぞれのデータを箱の位置や幅，ひげの長さによって比較しやすい（**図7**）.

ヒストグラム (histogram)

箱ひげ図 (box and whisker plot)

MEMO
正規分布とは，図5の左のグラフのように，データをヒストグラムで表したときに左右対称のかたちになるものである（Lecture 3参照）.

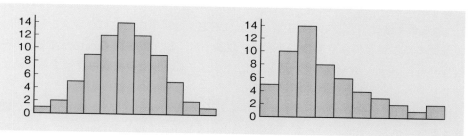

図5　ヒストグラムの例
横軸に階級，縦軸に度数を示す.
左グラフは左右対称，右グラフは右裾が長い.

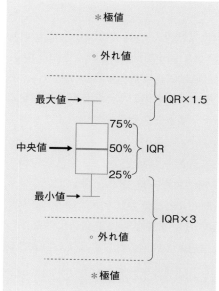

図6　箱ひげ図の説明
箱のなかの太線は中央値.
箱の上辺（下辺）は75（25）パーセンタイル値，箱から伸びた上下のひげは最大値と最小値.
最大（最小）値は，上下IQR×1.5以内の値.
○印は外れ値で，上下IQR×3以内の値.
＊印は極値で，上下IQR×3より外の値.
IQRは四分位範囲.

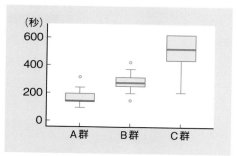

図7　箱ひげ図の例
A群，B群，C群それぞれの測定値（秒）を示す.

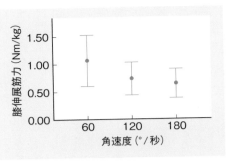

図8 エラーバーグラフの例
・は平均，エラーバーは±1×標準偏差を示す．

エラーバーグラフ（error bar graph）

✎ MEMO
エラーバーグラフという呼び名は，正式な統計学用語ではないが，他に適当な名称がないため，本書ではこの名称を用いる．

標準誤差（SEM：standard error of mean）

💥 気をつけよう！
標準偏差（SD）によく似た用語として標準誤差（SEM）がある（Lecture 1 Step up 参照）．標準誤差は「推定の標準誤差」と「測定の標準誤差」の2つがあり，測定の標準誤差を「標準偏差」と区別している．平均の標準偏差を推定の標準誤差としている．

散布図（scatter diagram）

相関図（correlation diagram）

分割表（contingency table）

3) エラーバーグラフ

通常は，平均を点（丸や四角形など）で表し，標準偏差（±1×SD）を上下の線で表す．上下に伸びる線（エラーバー）の長さで標準偏差の大きさを示す．また，データの種類や目的により，エラーバーを「±2×SD」，「標準誤差（±1×SEM）」，「信頼区間（95％または99％信頼区間，Lecture 3 参照）」として表すことがある．

エラーバーグラフは，正規分布に従うデータの分布の中心やばらつきを表し，各群の特徴や傾向を視覚的に比較して理解することができる．

図8は，屈曲した膝関節を伸展させるときの角速度と膝伸展筋力の関係を表したエラーバーグラフの例である．角速度が60°/秒のときより角速度が120°/秒のときのほうが膝伸展筋力のデータにばらつきが小さいことがわかる．

4) 散布図

散布図は2つの変数の関係を視覚的に理解することができ，相関図とも呼ばれる．1つの変数を横軸，もう1つの変数を縦軸に対応させ，平面上に打点することによって数値のばらつき具合や変数間の関係を観察する．相関の解析（Lecture 7 参照）や回帰分析（Lecture 8 参照）を行う場合には，データの特徴や傾向を理解するために確認しておくべきグラフである．

図9a, b は，膝伸展筋力や立ち上がり能力（4段階の順序尺度）と歩行速度との関係を散布図に示したものである．膝伸展筋力や立ち上がり能力が高いほど，歩行速度が速くなっていることがわかる．図9c は，治療期間と動作能力との関係を回帰直線（Lecture 8 参照）に表したものである．治療期間が長いほど，動作能力が高くなっていることがわかる．

5) 分割表

複数の項目を組み合わせて度数を集計した表を分割表（クロス集計表，Lecture 10 参照）と呼ぶ．表の行数 "l"，列数 "m" のときに「l×m 分割表」などとも表記される．各数値は度数といい，各分類の列合計値，行合計値は周辺度数という．分割表は，名義尺度データ，もしくは段階数の少ない順序尺度データを用いて，全体像を把握する場合に使用する．観察する尺度が3つ以上の場合，多次元分割表として表すこともある．

表1a は，喫煙習慣の有無と肺がん診断の有無を組み合わせた2×2分割表の例である．喫煙習慣がある120人のうち肺がんと診断された人は18人，されていない人は102人である．喫煙習慣がない120人のうち肺がんと診断された人は8人，されていない人は112人である．また表1b は，表1a のデータをさらに男女別にみた4×2分割表である．同じデータを用いる場合でも，採用する尺度の数によって分割表の構成は変わってくる．

a：散布図の例①

b：散布図の例②

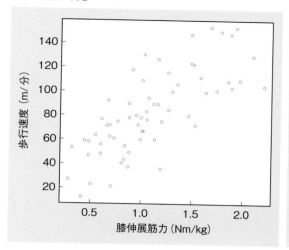

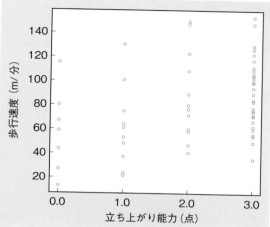

c：散布図（回帰直線あり）の例③

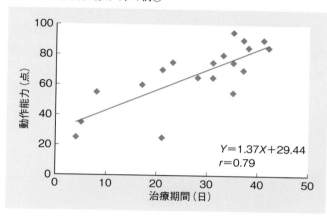

$Y=1.37X+29.44$
$r=0.79$

図9　散布図の例
a：連続型データの例を示す．○印は各データ
　の値を示す．
b：離散型データの例を示す．○印は各データ
　の値を示す．
c：図の直線は回帰直線（$Y=1.37X+29.44$）
　を示す．

表1　分割表の例
a：分割表の例①

		肺がん		合計
		あり	なし	
喫煙	あり	18	102	120
	なし	8	112	120
合計		26	214	240

2列×2行（2×2）の分割表を示す．

b：分割表の例②

		男性		女性		合計
		肺がん		肺がん		
		あり	なし	あり	なし	
喫煙	あり	10	50	8	52	120
	なし	5	55	3	57	120
合計		120		120		240

3次元分割表を示す．

■参考文献

1）対馬栄輝．SPSSで学ぶ医療系データ解析—分析内容の理解と手順解説．バランスのとれた医療
　　統計入門．第2版．東京図書；2016．p.9-33．
2）日本統計学会（編）．データの分析—日本統計学会公式認定　統計検定3級対応．改訂版．東京
　　図書；2020．
3）日本統計学会（編）．資料の活用—日本統計学会公式認定　統計検定4級対応．改訂版．東京図
　　書；2019．
4）石村貞夫ほか．すぐわかる統計用語．東京図書；1997．
5）対馬栄輝．よくわかる研究法15　統計解析の進め方①—統計学の基礎．理学療法2011；28（5）：
　　713-22．

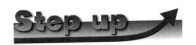

1. 尺度分類の判断

　収集したデータが「順序尺度」「間隔・比率尺度」のいずれなのかを判断できずに混乱することがある．この場合の一つの判断基準は，平均で表現できるかどうかである．

　複数の握力計で握力を計測したとする．一つの握力計は 1 kg 単位の精度で計測可能であり，握力値は 31 kg，32 kg，33 kg，34 kg であった．別の握力計は 0.1 kg 単位の精度で計測可能であり，握力値は 31.4 kg，32.1 kg，33.0 kg，34.2 kg であった．この事例において，0.1 kg 単位で計測可能な握力計の値を間隔尺度として考える場合，厳密には 1 kg 単位で計測可能な握力計の値は，順序尺度として考えざるをえない．

　このように，尺度分類の判断は，名義尺度以外については追求すればするほど曖昧である．どの尺度に分類するかについては，根拠を明確にしたり，専門分野でどのように扱われているかを参考にしたりするとよい．

2. 特別な尺度

　特別な尺度として，リッカートスケール（Likert scale；N 件法）があり（図 1），アンケートで心理状況を回答する手法などとして用いられる．通常は 5 段階（5 件法）で，好意的反応から非好意的反応にいたる回答を得る．慣例的には，選択肢が 5 件以上の場合には間隔尺度として扱われることがあるが，それ以下の場合は順序尺度として扱われる．

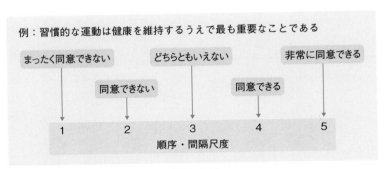

図 1　リッカートスケール（N 件法）の例
アンケートで心理状況を回答する手法などとして用いられる．

小問題

1. 以下に示すデータの尺度分類を答えよ．
　①職種｛医師，看護師，理学療法士，作業療法士，言語聴覚士，義肢装具士｝
　②満足度｛不満，やや不満，やや満足，満足｝
　③年齢｛10 歳，15 歳，24 歳，30 歳，53 歳，80 歳，82 歳，…｝

2. 以下に示すデータについて，それぞれの値を答えよ．
　｛1，1，1，2，2，5，5，6，6，6，6，7，7，8，8，8，9，9，9，10，10，11，11，30｝
　①中央値　②平均値　③最頻値

3. 2. で示したデータの傾向をグラフで表す場合，以下のどれを用いるのがよいか．（複数回答可）
　①散布図　②円グラフ　③分割表　④箱ひげ図　⑤ヒストグラム

（解答は p.129）

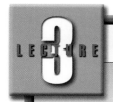

推定と検定の基礎

到達目標

- 推定と検定のしくみを理解する.
- 帰無仮説と対立仮説について理解する.
- 有意水準と信頼区間の解釈について理解する.

この講義を理解するために

この講義では，これから述べる統計解析の実際となる推定と検定についての基本を学びます．最初に，推定についての基本的な考え方を説明します．次に，統計解析の基本となる検定の基礎を説明します．そして，検定の実際を例にあげて，有意確率の解釈方法と信頼区間の意味について述べます．

この講義では，理論的な解説が多くなりますので難しく感じるかもしれませんが，統計解析を行う意味についての基本を解説していますので，十分に理解してください．

推定と検定の基礎を学ぶ前に，以下の項目をあらかじめ確認しておきましょう.

　　□ 平均，中央値，標準偏差の意味を復習しておく.
　　□ 平均，中央値，標準偏差の算出方法を復習しておく.
　　□ ヒストグラムについて復習しておく.

講義を終えて確認すること

　　□ 推定と検定の概略を理解できた.
　　□ 帰無仮説と対立仮説の立て方について理解できた.
　　□ 有意水準の結果の見方と信頼区間を理解できた.

1. 推定と検定

　広く統計学とは，データの特徴や傾向をとらえる記述統計学と，収集した一部の標本（サンプル）から母集団全体を考える推測統計学とに分けられ（Lecture 1 参照），推測統計学には推定と検定という手法がある（**図1**）．この講義では差の検定を例にあげて説明する．

　推定とは，標本から求められた平均などの情報を利用して，母集団ではどれくらいの値になるかと推測する手続きである．

　いま目の前の患者数十人にある薬物が効いたとする．つまり，収集した標本から，この薬物が有効であるというデータ（記述統計値）が得られたことになる．そこで，「もしかしたら今後，この薬物は同じような患者にも効くのではないか」と推測する．その際に，今後同じような患者となる母集団のデータは実際には得られないが，今後の治療に生かすためには，母集団でも「効くだろう」と推定できる必要があり，「効くのではないだろうか」という推測を数値などで客観的に表す手法が検定である．

　検定は「平均に差があるか」「中央値に差があるか」といった差の検定，「身長と体重に関係があるか」「握力と年齢に関係があるか」などの2つの変数の関連度をみる相関の検定に大別され，標本について統計量に関して立てた仮説が正しいかどうか統計解析によって判定することである．検定は多種多様に存在するが，いかなる検定も同じ理屈である．

1）標本

　数人の対象者からデータを集めて，2群もしくは2変数に分け，それらの代表値（平均や中央値）を求めて差があるかどうかを調べるとする．2群とは，何らかの属性に従って分けられる独立したもの，つまり「対応のないデータ」で（**表1a**），統計学ではこれを2標本のデータという．2変数とは，ある対象者の何らかのデータを測定してから，条件を変えて再び同じ対象者から得られたデータである（**表1b**）．治療前後の痛みの比較，トレーニング前後の体力の比較，同一人物の左右の握力の比較などで，「対応のあるデータ」ともいう．なお，変数とは，未知あるいは不定の数・対象を表す文字記号のことである．変数や標本は3つ以上の場合もある（Lecture 11，12参照）

LECTURE 3

MEMO
推定（estimation）とは，標本から求めたデータから母集団での真の特性値を推測する方法である．

MEMO
検定（verification, test）とは，標本について統計量に関し，たとえば，「（効かない＝投薬しても）差がない」と仮説を設定し，その可能性を算出して，差がない可能性が有意水準未満のときに差がある，と判定する方法である．

変数（variables）

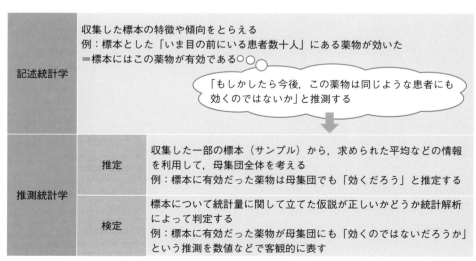

図1　推定と検定

表1 2標本と2変数

a：2標本のデータ（対応のない変数）の例
2群の代表値の差をみたい
（体重〔kg〕）

女性群	男性群
45	60
50	62
55	65
58	71

b：2変数のデータ（対応のある変数）の例
同一対象者に対する介入前後の代表値の差をみたい
（握力〔kg〕）

	トレーニング前	トレーニング後
Aさん	43	45
Bさん	45	50
Cさん	50	49
Dさん	48	52

MEMO

対応のない（unpaired）データと対応のある（paired）データ
対応のないデータとは，表1aのように，独立した複数の標本から得られたデータをいう．対応のあるデータとは，表1bのように，同一個体で複数回計測して得られる1標本について条件を変えたデータをいう（Lecture 4〜6）.

LECTURE 3

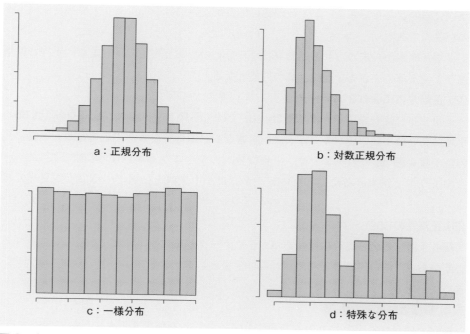

図2 さまざまなデータの分布

a：正規分布　b：対数正規分布　c：一様分布　d：特殊な分布

表2 パラメトリック法とノンパラメトリック法

	正規分布	
	する	しない
名義尺度 順序尺度	ノンパラメトリック法 （正規分布するか否か不明）	
比率尺度 間隔尺度	パラメトリック法 平均値や標準偏差を使う	中央値や四分位数を使う

（対馬栄輝．医学系研究論文の読み方・まとめ方．東京図書；2010. p92[1]）

2）正規分布

　正規分布とは，データをヒストグラムで表したときに，形が**図2a**のように釣り鐘状（山のような形）になるものである．正規分布では，中央の値を示す対象が最も多く，値が大きくなるほど，または小さくなるほど，該当する対象の数は少なく，釣り鐘の形状は左右対称となっている．データが正規分布を呈すれば，平均と標準偏差（Lecture 2参照）で要約することが可能である．**図2b〜d**のように，ほかにもさまざまな分布があるが，正規分布かそうでないかの区別がつけばよい．

3）平均

　対象者から求められる平均は，標本の平均であり，正しくは標本平均と呼ばれる．以下，単に平均と呼ぶときは標本平均を指す．測定できない∞人の母集団の平均は母

正規分布（normal distribution）

LECTURE
3

平均 (Lecture 1 Step up 参照) と呼ぶ．また，平均を用いた検定法を総称してパラメトリック法，それ以外の検定法，たとえば中央値を用いた方法などをノンパラメトリック法と呼ぶ (**表 2**)[1]．

2. 検定の概略

1) データの分布と代表値の関係

(1) 正規分布に従うデータ

　正規分布に従うデータでは，平均は分布の中心を表す (**図 3a**)．さらに，理論上は中央値も平均とまったく同じ値をとる．正規分布に従うデータの中心的な指標は平均か中央値のどちらでもよいが，数理的に性質がよいのは平均であり，平均を使用するのが妥当である．

　平均と標本から求められる標準偏差から分布の形状を再現でき，また，平均と標準偏差を使えばさまざまな理論計算が可能となる．

(2) 正規分布に従わないデータ

　正規分布に従わないデータ (**図 2b〜d**) では，平均と中央値は一致しない (**図 3b**)．平均は高い値や低い値が多いほうに引き寄せられる性質をもっているため，極端に高い値が多い**図 3b** のデータでは，平均は分布の中心よりも高いほうに寄ってしまう．このように，正規分布に従わないデータでは，中央値を指標とするほうが妥当である．

(3) 正規性の検定

　統計手法を用いる場合には，あらかじめデータが正規分布に従うか否かを検定する必要がある．その際によく利用される検定法として，シャピロ・ウイルクの検定という方法がある．

2) 帰無仮説と対立仮説

　検定では帰無仮説と対立仮説を設定して，どちらを採択するかによって判定する．帰無仮説は「母平均の差は 0 である (差がない)」とか「母相関 (比例関係) は 0 である (相関は成立しない)」といった"無"の意味をもつように設定する．逆に対立仮説は

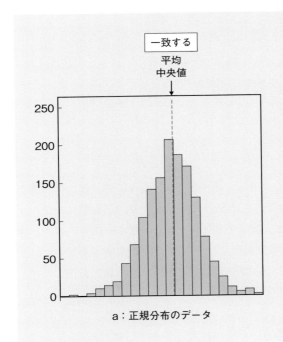

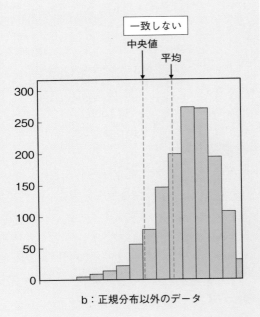

a：正規分布のデータ　　　　　　b：正規分布以外のデータ

図 3　データの分布と平均・中央値の関係

「母平均の差は0ではない」とか「母相関は0ではない」と設定する.

　ただし，検定は判定であるから100%確実に差がある・差がないなどとはいえない．もし，差がない状態（帰無仮説）がものすごく小さな確率でしか起こらないと判定されるならば「差がない状況は確率が低すぎて考えにくいから，差があると考えたほうがよいだろう」と判断する（Lecture 4 Step up 参照）.

3）有意確率

　得られた平均や標準偏差の情報をもとに統計ソフトで計算すれば，「本当は母集団に差がない」という確率が出力される．検定で出力される確率pを，有意確率と呼ぶ．差のない確率がかなり低い基準を有意水準と呼び，統計学では5%または1%で設定する．差がない状態（帰無仮説）の成立する確率が5%未満（$p < 0.05$）であれば「有意水準5%で差がある」，1%未満（$p < 0.01$）では「有意水準1%で差がある」と判定する.

　言い換えると，$p < 0.05$の場合に帰無仮説が正しい確率は5%未満である．つまり，差のない確率が5%未満のように小さいときにはさすがに差があるだろうと判断する．さらに，1%未満のほうが差がある（0ではない）ことを強く主張できるため，$p < 0.05$も$p < 0.01$も成り立つときは，より値の小さい「$p < 0.01$で有意な差がある」と判断する.

　ただし，差の程度が大きいという意味ではないことには注意しなければならない（Step up 参照）.

4）95%信頼区間

　95%信頼区間（95%CI）とは，95%の確率で母集団の統計値が存在する推定範囲を表すものである．たとえば，母集団の平均，母集団の分散，2つの母集団どうしの相関係数（Lecture 7 参照）や回帰係数（Lecture 8 参照）など，さまざまな95%信頼区間がある．いずれの95%信頼区間であっても，表す意味は同じものである.

　95%信頼区間は，ほとんどの統計ソフトで出力されるので手計算を行ったり計算方法を覚えたりする必要はない.

3. 検定の実際

　平均と標準偏差を用いると，高い精度で母集団の平均を検定できる．例として，脳血管障害患者10人と健常者10人を標本として，これら2群の平均歩行速度に差があるかどうかを考えたとする.

　この場合，検定について高い精度を保証するには，データが正規分布に従う，という条件が必要である．標本から母平均と母集団の標準偏差を推定し，母平均に差があるかないかを検定できる（Lecture 5 参照）．そして，母平均の差の検定ができれば，脳血管障害患者の母平均と健常者の母平均も推定できるので，その差も検定できることになる.

　脳血管障害群の平均は43 m/分，健常群の平均は85 m/分だったとする．平均の差は42 m/分であり，かなり大きな差があると考える．そこで，「脳血管障害患者と健常者の歩行速度には差がある」と結論づけた.

　この結論は，今回標本とした脳血管障害患者10人と健常者10人に限定した際には正しいといえる．ここから，他の脳血管障害患者と健常者という同じ属性をもった母集団でも差があるのではないかと推定し，脳血管障害患者と健常者の歩行速度には差があることを「差の検定」から知りたい（図4）.

1）帰無仮説

　最初に「A群とB群の平均には差がない（A＝B）」という帰無仮説を設定する．こ

ここがポイント！
差の検定であれば，「差がない」という仮説は帰無仮説，「差がある」という仮説は対立仮説になる.

MEMO
有意確率（significance probability, p値；p-value）
検定を行って出力される，帰無仮説が成立する確率である．厳密には帰無仮説が正しい場合に得られたデータ結果に，差が起こりうる確率を示している．「差がある」という対立仮説が誤りである確率ととらえるとわかりやすい.

MEMO
有意水準（level of significance）
あるp値未満となったときに「有意な差がある」と決めるための，"あるp値"を有意水準と呼ぶ．イタリックで表記し，Pとすることもある.

気をつけよう！
統計ソフトで，"0.000"と表示されても，$p = 0$を表すわけではない．あくまで検定なので，限りなく0に近いというだけで，0となることはありえない．もし0であれば，それは推測としての検定ではなく絶対に起こりえないことを意味する．同様に，$p = 1$もありえない.

信頼区間（confidence interval）

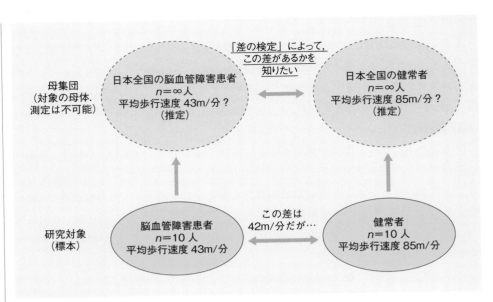

図4　検定の実際の例

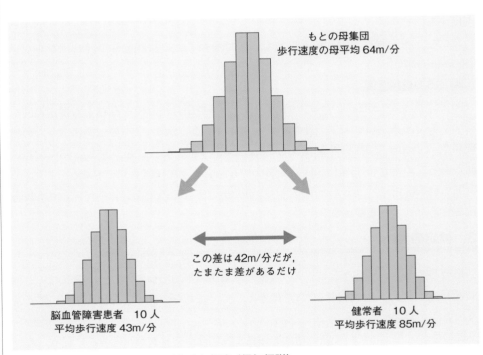

図5　AとBの母集団は同一であると仮定（帰無仮説）

の例では，「脳血管障害患者と健常者の平均歩行速度には差がない（同一である）」と
考える．当然測定時のばらつきがあるため，求められた平均に多少の差は生じる．し
かし，もととなる母集団は同一であると考え（**図5**），脳血管障害患者10人の平均
43 m/分と健常者10人の平均85 m/分の平均から，母集団の母平均は64 m/分だと仮
定する．

　同じ母平均64 m/分の母集団から平均43 m/分の10人（脳血管障害患者）と平均
85 m/分の10人（健常者）が選ばれた，言い換えると，偶然にも歩行速度の速い人が
10人の健常者で，歩行速度の遅い人が10人の脳血管障害患者だっただけで，本来は
この20人の歩行速度には差がない，という仮説を設定するのである．

📝 **MEMO**
具体的な差の検定の手順や意
味については，Lecture 4 以降
で解説する．

2) 正規分布

シャピロ・ウイルクの検定では，有意確率が5％以上（pが0.05以上）のとき「正規分布に従う（正規分布に従わないとはいえない）」と判断され，5％未満（$p<0.05$）で有意なときは「正規分布に従わない」と判断する．

3) 統計ソフトを用いた解析例

ここでは，図4であげた脳血管障害患者と健常者の歩行速度を測った例題で，2標本t検定（Lecture 4参照）を行ってみる．

（1）改変Rコマンダー

改変Rコマンダーは，https://personal.hs.hirosaki-u.ac.jp/~pteiki/research/stat/R/からダウンロードできる，無料版の統計ソフトである．これはR（CRAN）という統計ソフトを筆者が使いやすく改造したものである．インストールの方法などは，ホームページを参考に行ってほしい．

改変Rコマンダーを起動すると，図6のように，RコマンダーとRGuiという2つのウインドウが表示される．図7のように，Rコマンダーの画面でメニューから［データ］－［新しいデータセット］を選ぶ．その後，［データセット名を入力］というダイアログボックスが表示されるので（図8），データ名を入れる．ここでは「Data」というデータ名にしている．

MEMO
統計ソフトは積極的に導入する．その結果の意味することを理解しよう．

MEMO
統計計算の可能な関数を備えたR（CRAN）という統計ソフトがあり，それを対話形式に使いやすくしたものがRコマンダーである．改変Rコマンダーは，さらに筆者が改良したものである．

LECTURE 3

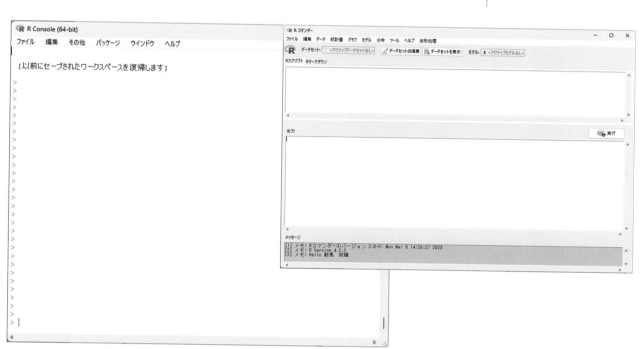

図6　改変Rコマンダーの起動画面

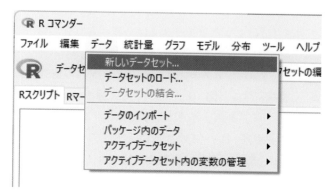

図7　改変Rコマンダーのデータ作成画面①

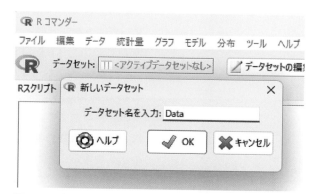

図8　改変Rコマンダーのデータ作成画面②

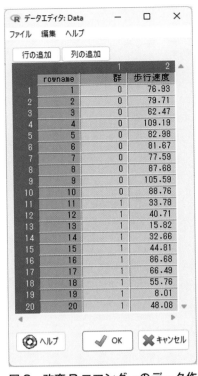

図9 改変 R コマンダーのデータ作
成画面③

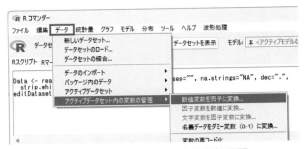

図10 改変 R コマンダーの因子変換選択画面

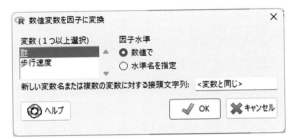

図11 改変 R コマンダーの因子変換設定画面

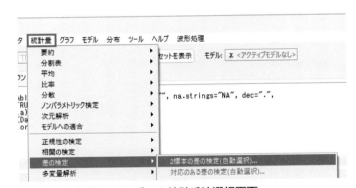

図12 改変 R コマンダーの統計手法選択画面

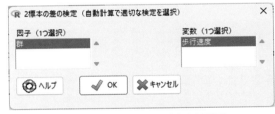

図13 改変 R コマンダーの解析設定画面

　RGui のウインドウに「データエディタ」という Microsoft Excel® に似たシートが表示されるので（図9），データを入力する．ここでは，「群」と「歩行速度」という2列のデータを作成していて，「群」では，健常者群に「0」を，脳血管障害者群には「1」を割り当て，歩行速度は，m/分の単位で数値をそのまま入力している．

　すべてのデータの入力が終了したら「データエディタ」を閉じる．改変 R コマンダーでは，健常者群と患者群を2群に分けるようなデータでは，群に入力されている数値変数（0と1）を「因子」に変換しておく必要がある．

　R コマンダーのメニューから［データ］－［アクティブデータセット内の変数の管理］－［数値変数を因子に変換...］を選択する（図10）．そうすると図11のようなダイアログボックスが表示されるので，「群」を因子水準として「数値」で，「新しい変数名または複数の変数に対する接頭文字列」は「〈変数と同じ〉」ままで OK ボタンをクリックする．「変数群がすでに存在します．変数に上書きしますか？」という確認ダイアログが表示されるので「Yes」をクリックする．

　これでデータの設定が終了したので，解析を始める．ここでは2標本 t 検定を行う

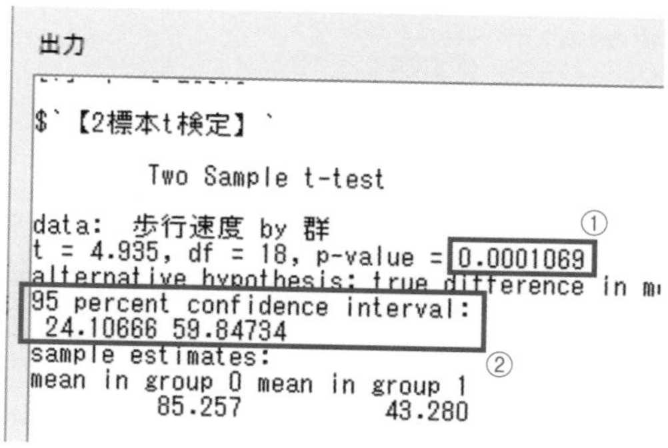

図14 改変Rコマンダーの解析結果画面

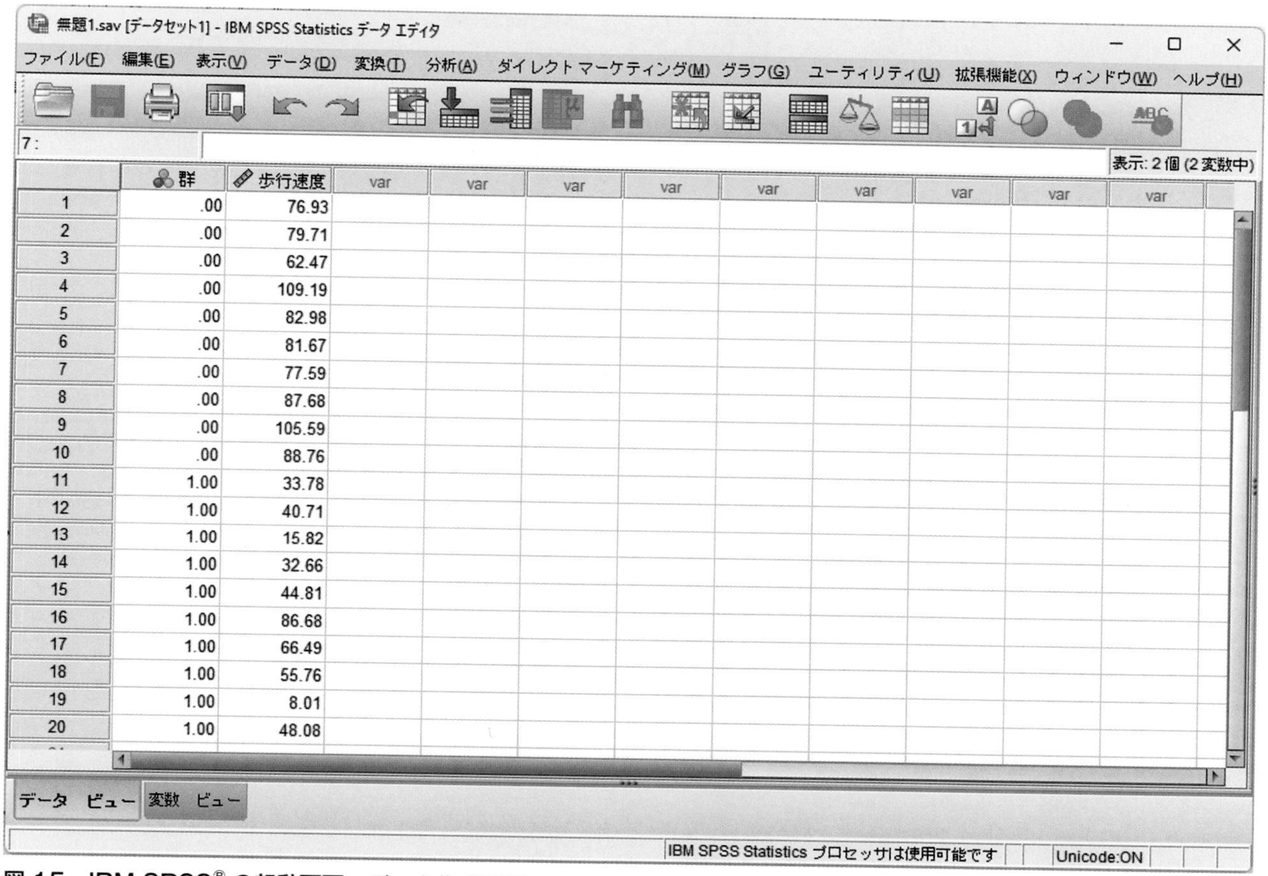

LECTURE
3

図15 IBM SPSS® の起動画面・データ作成画面

（改変Rコマンダーの画面上では「2標本の差の検定」）．メニューから「統計量」-「一括処理」-「2標本の差の検定（パラ&ノンパラ自動選択）…」を選択する（図12）．図13のようなダイアログボックスが表示されるので，因子で「群」，変数で「歩行速度」を選んでからOKボタンをクリックする．

解析のグラフが表示されるが，ここでは使用しないので，閉じてしまって構わない．「Rコマンダー」のウインドウを選ぶと，解析結果が表示される（図14）．ここでは，有意確率 $p = 0.0001069$（①），95％信頼区間は「24.10666」「59.84734」（②）と出力されている．なお，このテキストでは95％信頼区間を「95％CI：24.10666〜59.84734」のように記載する．

(2) IBM SPSS®

統計ソフト IBM SPSS®（日本アイ・ビー・エム）は，起動した時点で Microsoft Excel® 形式のシートが表示されるので（図15），そのシートにデータを入力してい

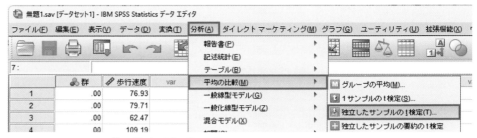

図16 IBM SPSS® の統計手法選択画面

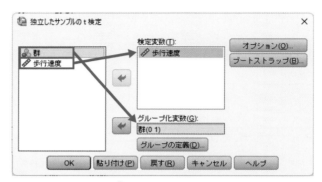

図17 IBM SPSS® の解析設定画面

独立サンプルの検定

		等分散性のための Levene の検定		2つの母平均の差の検定 ①					差の95% 信頼区間 ②	
		F 値	有意確率	t 値	自由度	有意確率（両側）	平均値の差	差の標準誤差	下限	上限
歩行速度	等分散を仮定する	1.728	.205	4.935	18	.000	41.97699	8.50599	24.10657	59.84741
	等分散を仮定しない			4.935	14.656	.000	41.97699	8.50599	23.80977	60.14421

図18 IBM SPSS® の解析結果画面

く．さきほどの改変 R コマンダーとまったく同じように，「群」と「歩行速度」の2列でデータを作成する．

入力が終わったら，統計手法を選択する．ここでは2標本 t 検定（IBM SPSS® の画面上では「独立したサンプルの t 検定」）を適用するので，**図16** のようにメニューの［分析］－［平均の比較］－［独立したサンプルの t 検定］を選ぶ．**図17** のようなダイアログボックスが表示されるので，「群」の変数を「グループ化変数」へ，「歩行速度」の変数を「検定変数」へ矢印ボタンで移動する．その後は OK ボタンをクリックする．

解析の結果（**図18**）は，有意確率 $p=0.000$（①），95%信頼区間（②）は「24.10657」「59.84741」（95%CI：24.10657～59.84741）と出力されている．

（3）検定結果の解釈

有意確率のより大きかった改変 R コマンダーを使った解析例で解説する．この結果では，$p=0.0001069$ なので，脳血管障害患者と健常者の平均歩行速度に差のない確率は，0.01069% と5% を大きく下回るかなり低い確率であることがわかった．さらに1% も大幅に下回っているため，「脳血管障害患者と健常者の平均歩行速度には $p<0.01$ で有意な差がある」と判断する．

4）信頼区間の意味

「95%CI：24.10657～59.84741」と出力されたことから，脳血管障害患者と健常者の母集団の平均歩行速度の差の95%信頼区間は，24.10657 m/分～59.84741 m/分のあいだにあると解釈する．よって，「脳血管障害患者と健常者の母集団の平均差は，

ここがポイント！
95%信頼区間とは，得られた値から母集団の真の値を推定する際に，真の値が95%の確率で存在する範囲と考えて大きな問題はない，ということである．

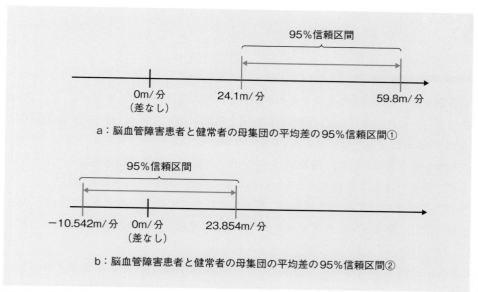

a：脳血管障害患者と健常者の母集団の平均差の95%信頼区間①

b：脳血管障害患者と健常者の母集団の平均差の95%信頼区間②

図19 95%信頼区間の判定

95%の確率で約24.1 m/分～約59.8 m/分のあいだに存在する」と推定する（**図19a**）．95%の確率で，最小限の差であっても健常者が24.1 m/分速いということになるので，かなり大きな平均差だと考えてよい．

結果が仮に，「95%CI：−10.542～23.854」と出力されたとする．これは，95%の確率で，最小限の差で健常者が最低-10.542 m/分速い，つまり，符号が逆なので脳血管障害患者が10.542 m/分速く，最大限の差では健常者が23.854 m/分速いと判断する（**図19b**）．この場合，95%信頼区間に"0 m/分"が含まれてしまうため，95%の確率で差があるときも差がないときもありえることになり，差があるとはいえないと判断する．

また，検定結果で有意確率 p が5%以上と出力されたときは95%信頼区間に必ず"0"が含まれるため，「差がない」わけではなく「差があるともないともいえない」状態となる．

ここがポイント！
一般に，差がない可能性が5%未満であれば「統計学的に差がある」と判定する．

■引用文献

1）対馬栄輝．統計的解析を読むための基礎知識．医学系研究論文の読み方・まとめ方―論文のPECO から正しい統計的判断まで．東京図書；2010．p.92.

■参考文献

1）渡部 洋．探索的データ解析入門―データの構造を探る．朝倉書店；1985.

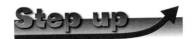

効果量

　検定によって求められる有意確率 p は，差の確実性を表すものであって，差の程度を表すものではない．この講義では，母平均の差の程度を推定するための指標として，95％信頼区間を解説した．これは，母平均や母分散などが95％で存在する範囲を表す指標であった．

　この信頼区間のほかに，差の程度を表す指標として，効果量 (effect size) がある．検定の結果として，少なくとも p の値を記載する必要があるが，最近では95％信頼区間とともに効果量の提示も求められることがある．

　効果量とは，データの単位や標本の大きさ n に左右されない，標準化された差の程度を表すものである．95％信頼区間は測りえない母平均や母分散などを推定する指標であるが，効果量は標本の平均の差を表すもので，推定の意味はない．

　施設Ⅰにおける脳血管障害患者10人の平均歩行速度は 43 ± 16 m/分（平均 $\pm$ 標準偏差），健常者10人の平均歩行速度は 85 ± 10 m/分だったとする．これとは別に施設Ⅱにおける脳血管障害患者10人の平均歩行速度は 43 ± 40 m/分で，健常者10人の平均歩行速度は 85 ± 70 m/分だったとする．施設Ⅰも施設Ⅱも，脳血管障害患者と健常者の平均差は42 m/分であり，同等の差である．しかし，これは単純比較できない．それは，各施設でデータのばらつきを表す標準偏差 (SD) の値が違うからである．施設Ⅱは，平均 (Mean) こそ施設Ⅰと同じであるが，データ自体のばらつきが大きいので，差の程度の確実性が低いことになる．たとえば，明日雨の降る確率は10〜60％なので平均降水確率が40％という場合と，雨の降る確率は39〜41％なので平均40％という場合では，同じ40％でもその確実性が異なる．

　そこで，データから求められる平均の大小を比較する方法として，データのばらつきを考慮して差の程度を表すのが，効果量となる．健常者群のデータをA，脳血管障害患者のデータをBとすると，効果量 d は，

$$d = \frac{\text{A の平均} - \text{B の平均}}{\sqrt{\dfrac{\text{A の SD}^2 + \text{B の SD}^2}{2}}}$$

で計算でき，結果は絶対値で評価する．

　実際に計算してみると，施設Ⅰの効果量は3.15と大きく，施設Ⅱの効果量は0.74で "中" と評価される．

　なお，効果量の判定にはルールがあり，水本ら[1]の文献が参考となる．また現在のところ，実際に計算できる統計ソフトは見当たらず，簡単に計算できる Microsoft Excel® ファイルは Web サイト[2]で入手できるので，活用されたい．

■引用文献
1) 水本　篤ほか．研究論文における効果量の報告のために—基礎的概念と注意点—．英語教育研究 2008；31：57-66.
2) 水本　篤．Effect Size Calculation Sheet (MS Excel). 外国語教育研究ハンドブック．MIZUMOTO ATSUSHI'S WEBSITE. http://mizumot.com/handbook/?page_id=169

小問題

1. 正規分布に従うデータに対して適用すべき統計値はどれか．
　①中央値　②標準偏差　③平均　④四分位範囲
2. 標本と母集団の違いを述べよ．
3. 検定を行った結果，$p = 0.02$ と出力された．この結果は，有意な差が認められるか．認められるとすれば，何％未満で有意な差があるか．

（解答は p.129）

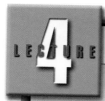

2 標本の差の検定
パラメトリック法（1）

LECTURE
4

到達目標

- 2標本の差の検定の概略について理解する．
- 2標本の差の検定の方法について理解する．
- 2標本の差の検定によって得られた結果の解釈を理解する．
- 2標本の差の検定がどのようなときに使われるかを理解する．

この講義を理解するために

　この講義では，パラメトリック法の2標本の差の検定について学びます．まず差の検定の種類を知り，パラメトリック法の差の検定の適用を学びます．また，実際の使用例から検定結果の読み方，注意点について学びます．
　パラメトリック法の2標本の差の検定を学ぶにあたり，以下の項目をあらかじめ学習しておきましょう．
　　□ データの尺度やグラフの見方を確認しておく．
　　□ パラメトリック法とノンパラメトリック法の数値の違いを確認しておく．
　　□ 統計的仮説検定のしくみを確認しておく．

講義を終えて確認すること

　　□ 2標本の差の検定の適応を理解できた．
　　□ 2標本の差の検定を行って出力される結果の意味を理解できた．
　　□ 2標本の差の検定を適用できる場面を理解できた．

1. 差の検定

差の検定は，医学研究論文では頻繁にみられる検定手法である．

何かを比較する際，AはBより大きい（小さい）というように，2つのデータの差を判断する．たとえば「20歳の男性と女性で筋力に違いがあるか」や「1年生の統計学の講義において，講義を受けたことによりテストの結果に変化がみられたか」といった内容を知りたいとき，差の検定によってそれぞれの群の平均値を比較することで，これらの疑問を解決することができる．

差の検定の方法には，平均の差をみるパラメトリック法と，中央値（分布）の差をみるノンパラメトリック法がある（Lecture 3 参照）．パラメトリック法はデータ尺度が間隔尺度・比率尺度で正規分布に従う場合に使用でき，順序尺度の場合や正規分布に従わない場合はノンパラメトリック法を使用する．

パラメトリック法とノンパラメトリック法に関して，どのようなものがあるかを**表1**に記した．この講義では，2標本の差の検定について述べる．

2. 2標本の差の検定

2標本の差の検定とは，2つの標本が互いに独立，言い換えると「健常群と治療群」，「男性と女性」といった，対応のない2つの標本の比較を行うような場合，これら2つの標本の母集団の平均（母平均）の差をみる検定をいう．

ここで誤ってはいけないのは，差の検定はそれぞれの標本の平均値（標本平均）の大小を比較しているのではなく，あくまでも「それぞれの標本の母集団の平均」を比較している（2つの群の母平均の差がちょうど0であるかどうか）ということである．

2標本の差の検定の代表的なものとして2標本 t 検定があるが，実行するためには以下の条件を満たしていることが前提となる．

①母集団の分布が正規分布に従っていること

⇒2つの群またはどちらか1つの群が正規分布に従わない場合は，ノンパラメトリック法（Lecture 6 参照）を用いる．

②2つの母集団が等分散であること

⇒2つの群あるいはどちらか一方の群が等分散でないときは，ウェルチの検定を用いる．

この条件が満たされないと，理論通りに検定できない可能性がある．

MEMO
パラメトリック法（parametric statistics）

ノンパラメトリック法（nonparametric statistics）

MEMO
独立した2群，対応のない2群
「対照群と介入群」，「男性と女性」といった対象が異なる（独立している）ものをいう．
対応のあるデータ
「術前・術後」，「治療前・治療後」といった1つの群に対して，条件や時間を変えて2回以上繰り返し測定が行われている場合を「対応のあるデータ」という（Lecture 3, 5, 6 参照）．

2標本 t 検定（2-sample t-test）

MEMO
等分散については，図3参照．

ウィルコクソン（Wilcoxon）の検定（ウィルコクソンの符号付き順位検定〔Wilcoxon signedrank test〕）

ウェルチ（Welch）の検定

マン・ホイットニー（Mann-Whitney）の検定

フリードマン（Friedman）の検定

クラスカル・ワリス（Kruskal-Wallis）の検定

表1　差の検定の一覧

	パラメトリック法	ノンパラメトリック法
対応のある差（2変数）	対応のある t 検定 母平均の差の検定 1標本 t 検定	ウィルコクソンの（符合付き順位）検定 符号検定
2標本の差	2標本 t 検定 ウェルチの検定	マン・ホイットニーの検定 ウィルコクソンの順位和検定
対応のある差（3変数以上）	反復測定による分散分析 多重比較法	フリードマンの検定 多重比較法
3標本以上の差	一元配置分散分析 多重比較法 二元配置分散分析	クラスカル・ワリスの検定 多重比較法 （対応する検定はない）

3. 2標本 t 検定を行う手順

実際に2標本 t 検定を行う手順は以下の通りである.

1) 仮説の設定

・帰無仮説　$H_0 : \mu_1 = \mu_2$　（2つの母平均は等しい）

・対立仮説　$H_1 : \mu_1 \neq \mu_2$　（2つの母平均は等しくない）

2) 統計手法の選択

図1の選択手順のフローチャートを参照しながら, 以下の項目で該当すれば, 2標本 t 検定を行う.

(1) 尺度

2つの標本の尺度が順序尺度・間隔尺度・比率尺度であれば, 次の検討に進む. 2つの標本の尺度が名義尺度の場合は, χ^2（カイ2乗）検定（Lecture 10 参照）を選択する.

(2) 分布

正規分布に従うデータは平均値が存在しないといけないため, 平均の存在を確認してから, データの正規性を確認する. 2つの標本が正規分布に従っていれば, 次の検討に進む.

正規性の確認方法は, ヒストグラムを描いて釣鐘状の形状をしているかを確認するか, 正規性の検定を行って判断する. 正規性の検定によく用いられるのがシャピロ・ウイルクの検定である.

シャピロ・ウイルクの検定の結果, 2標本とも p が 0.05 以上であれば標本は正規分布に従うという判定になるため (3) 分散（等分散性の検定）へ進む. いずれか一方で $p < 0.05$ となれば正規分布に従わないと判定されるため, ノンパラメトリック法（Lecture 6 参照）のマン・ホイットニーの検定を行う.

統計ソフトによっては, シャピロ・ウイルクの検定が計算不可能の場合があるが, そのようなときは正規確率プロットで確認する（図2）.

確率プロットとは, データの累積度数分布が母集団の累積度数分布と一致するかどうかをグラフで確認する方法である. なかでも, 母集団が正規分布のときには正規確率プロットと呼ぶ. 正規確率プロットの利用頻度はあまり高くない.

(3) 分散

2つの標本平均の差を考える2標本 t 検定や, 分散分析を行う際には, 2標本の分散（散らばり）が同じかどうかを確認する必要がある. 分散が等しい, つまり, 等分散であるといえるかどうか（図3）は, 標本ではなく母集団においてそのように仮定

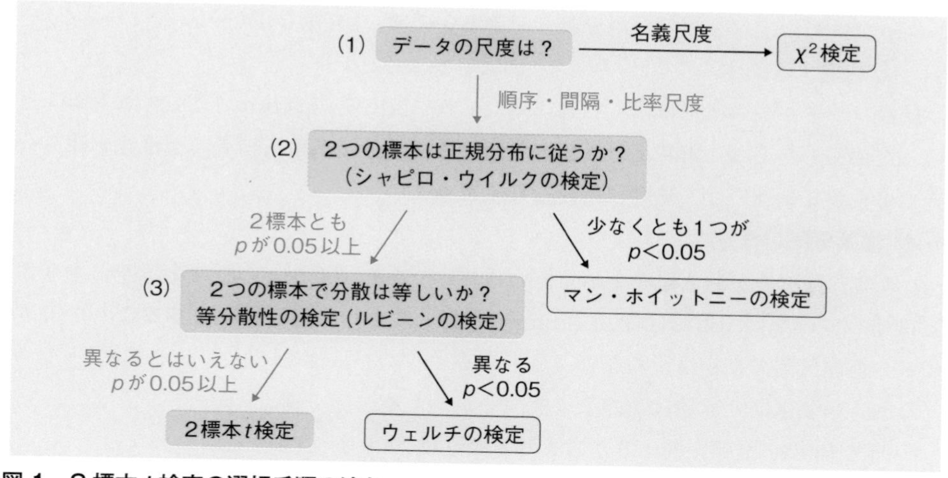

> **MEMO**
>
> t 検定（t-test）
> t 検定とは平均値の差が 0 からどの程度ずれているかを考えるものである.

> **MEMO**
>
> 帰無仮説, 対立仮説については Lecture 3 参照.

LECTURE
4

分散分析（analysis of variance）

図1　2標本 t 検定の選択手順の流れ

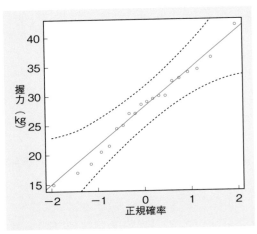

図2　正規確率プロット

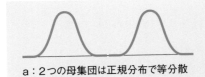

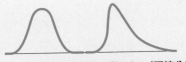

a：2つの母集団は正規分布で等分散である

b：2つの母集団は正規分布ではないが等分散である

c：2つの母集団は等分散でない（不等分散である）

図3　等分散の考え方

ルビーン（Levene）の検定

MEMO

F 検定の分散比

$F_0 = \dfrac{V_A}{V_B}$ という式で計算される．F_0 は分散比，V_A は A 群の分散，V_B は B 群の分散を示す．

できるかどうかを検討するために，統計的仮説検定を利用する．なかでも F 検定，ルビーンの検定がよく用いられる．

F 検定は分散の比を調べるもので，比較的計算式が簡単で広く普及している．ルビーンの検定は計算は複雑だが，正規性の逸脱に強い（正規性のないデータの場合，より適切に判定される）という特徴がある．なお，統計ソフト IBM SPSS® では等分散の検定としてルビーンの検定が標準になっている．

これらの手法は2つの群のあいだのばらつきが等しいか否かを検定しようというものであるが，p が 0.05 以上であれば等分散であると仮定し，2標本 t 検定を選択する．$p < 0.05$ であれば等分散であると仮定できないため，ウェルチの検定を選択する．

3）検定処理と p 値の算定

2標本 t 検定を行い，帰無仮説を否定するための p 値を求める．帰無仮説は，「2つの母平均は等しい」である．

① $p < 0.05$（0.01）なら帰無仮説を棄却し，「有意水準5％（1％）で有意な差がある」と判定する．

② p が 0.05 以上なら帰無仮説を棄却できないので，「有意な差があるとはいえない」と判定する．

統計ソフトからの出力には，これ以外に t 値や自由度（Lecture 1 Step up 参照）といった情報もあるが，解釈上は p 値の判断のみで十分である．結果の正確性を知るうえでは重要な情報だが，無理に解読しなくてもよい．

4）信頼区間の推定

p 値は有意な差がある確率を示しているだけであり，差がどの程度あるかということは述べていない．信頼区間（Lecture 3 参照）により，差の程度を知ることができるが，信頼区間の推定は行わないこともある．

なお，信頼区間と p 値は次のような関係がいえる．

・95％（99％）信頼区間に 0 が含まれるときは $p < 0.05$（0.01）とはならない．

・95％（99％）信頼区間に 0 が含まれないときは $p < 0.05$（0.01）となる．

4. 2標本 t 検定の例

例題

　A専門学校1年生，年齢18歳，男性10人，女性10人の非利き手の握力測定を行った．非利き手の握力に男女差があるか．

男性（kg）：32.5　34.5　30.0　28.6　25.0　27.0　33.0　29.5　36.5　42.0

女性（kg）：20.5　18.5　15.0　24.5　29.0　34.0　30.0　21.5　17.0　27.0

検定手順と検定結果

　前述の手順に従い，統計ソフトを用いて求めてみよう．**図4**に箱ひげ図とエラーバーグラフを示す．

（1）仮説の設定

・帰無仮説　H_0：$\mu_1 = \mu_2$（男女の非利き手の握力の母平均は等しい）

・対立仮説　H_1：$\mu_1 \neq \mu_2$（男女の非利き手の握力の母平均は等しくない）

（2）統計手法の選択

①尺度

　握力データの尺度は，比率尺度である．

②分布

　シャピロ・ウイルクの検定を行った結果，男性 $p = 0.8291$，女性 $p = 0.861$ といずれも p が 0.05 以上であるため，2つの標本は正規分布に従う．

③分散

　ルビーンの検定の結果，$p = 0.3117$ であり，p が 0.05 以上となったため，2つの標本は等分散であると仮定する．

　以上のことから，2標本 t 検定の適用と判断される（**図1**）．

（3）検定処理と p 値の算定

　2標本 t 検定を行った結果，$p = 0.004561$ となった．この結果は $p < 0.01$ であるため帰無仮説を棄却し，「有意水準1％で男女間に有意な差がある」と判定する．

（4）信頼区間の推定

　95％信頼区間は下限値が−13.45399，上限値が−2.86601であり，0を含まないことから $p < 0.05$ で有意差があるといえる．信頼区間の推定は，行わないこともある．

（5）結果の記載

　男性（$n = 10$）の握力は 31.86 ± 4.98 kg，女性（$n = 10$）は 23.70 ± 6.22 kg であった．

　シャピロ・ウイルクの検定により，男女とも正規分布に従わないとはいえないこと

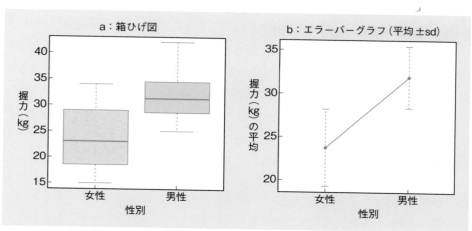

図4　男女の非利き手握力の箱ひげ図とエラーバーグラフ

📝 MEMO

データ処理を行うための表は以下のように作成する．

性別	握力（kg）
男性	32.5
男性	34.5
男性	30.0
男性	28.6
男性	25.0
男性	27.0
男性	33.0
男性	29.5
男性	36.5
男性	42.0
女性	20.5
女性	18.5
女性	15.0
女性	24.5
女性	29.0
女性	34.0
女性	30.0
女性	21.5
女性	17.0
女性	27.0

💡 ここがポイント！

有効数字と有効桁数

実際に数値として意味のあるデータとして用いられる値を有効数字という．末尾の桁が四捨五入された測定値は，末尾の桁まで意味があり，それ以下の桁については不明である．たとえば，1.385 は純数学的には 1.385000… という意味であるが，測定値としての「1.385」（=M）は

1.3845≦M＜1.3854

の範囲にある．

では，統計ソフトによって大きな桁数で出力された場合，有効数字には何桁までの数値を用いればよいか．この有効桁数は，測定値のうち有効桁数が最も少ないものに合わせることを原則とする．この例題の場合，握力の測定値の有効桁数は3桁であることから，有意確率の有効数字は 0.00456 として結果を記載している．

MEMO

表2にある「両側」は両側確率
（Step up 参照）のことである.

表2 差の検定の結果の表による記載例

t値	自由度	有意確率 p（両側）	平均値の差	差の95%信頼区間	
				下限	上限
−3.2383	18	0.004561	8.16	−13.45399	−2.86601

が確認できたので，2標本 t 検定を適用した結果，$p=0.00456$ であったので，有意水準1%で有意な差が認められた（**表2**）.

5. ウェルチの検定

等分散性の検定にて2つの標本が等分散とはいえないとされたとき，ウェルチの検定を選択する．ウェルチの検定は，等分散を仮定できない場合の平均値の差の検定で，t 値（または F 値）や自由度を調整した値を用いて検定する．

6. 適用の注意点

1) 結果の記載
提示すべき情報としては，下記があげられる.
①各標本の平均
②各標本の標準偏差（SD）
③各標本の大きさ（n）
④有意確率（p）
⑤95%または99%信頼区間
信頼区間については，論文には記載されていないものもあるが，判定の程度が把握できるので，確認はしておいたほうがよい．また，論文のなかには統計ソフトによって出力された結果をそのまま表として掲載している場合もあるが，どちらか一方にする.

2) 標本の大きさ
2標本 t 検定はそれぞれの平均を比較しているため，2標本の大きさは同数でなくてもよい．また，シャピロ・ウイルクの検定の結果で p が0.05以上であれば，標本は正規分布に従うと判断するため，標本の大きさが小さくても2標本 t 検定の適用に問題はない.

しかし，標本の大きさが小さいときに有意な差がみられない場合は，第Ⅱ種の過誤が大きくなる（検出力が小さくなる）という性質がある（Step up 参照）．これは以降で扱うあらゆる検定に共通する．したがって，標本の大きさが小さいために有意な差がみられなかったということもありうる.

3) 2標本の関係のグラフでの確認
ヒストグラムやエラーバーグラフ，箱ひげ図（Lecture 2 参照）は，分布の偏りやばらつきを視覚的に確認するには有用である．論文ではグラフの提示は必要ではないが，データの様相を観察するためには確認すべきである.

グラフを作成する際，縦軸のスケールの大きさがグラフによって異なっていないか注意する.

4) 欠損値，脱落例，外れ値の扱い
データ処理をする前にデータに欠落した部分が存在するか確認する．存在した場合は，解析に含めるか否か判断する.

確認の方法としては，平均値と中央値の食い違いや標準偏差や四分位範囲からデータのばらつきの程度を確認することとグラフを描いて視覚的に吟味すること，といっ

 MEMO

エラーバーグラフ
統計学の公式な用語ではないが医学論文で頻繁にみられる．通常平均を点で表して±1×SDを上下の線で表すことが多いが，まれに±2×SDや，±1（または2）×SEMや±95%または99%信頼区間として描くこともあるので，凡例（グラフの詳細）を併記する．エラーバーグラフは平均や標準偏差を使って表すため，正規分布に従うデータのみ対象となる.

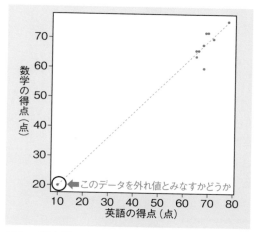

図5　学力テストの結果の散布図

たデータの要約を行う．また，外れ値の棄却検定もあり，代表的なのはグラブス・スミルノフの検定である．しかし，このような外れ値の検定は正規分布を仮定したときに異常と思われるものを外す検定である．医学的なデータは多くの場合，非対称な分布に従うため，データが正規分布に従っていることを証明しない限りは棄却検定で有意だからといって，その測定値自体を異常と判断して棄却してよいわけではない．

　では，外れ値を検出した場合どうしたらよいか．外れ値を統計学的に検出した場合，まずその原因についてよく調べる必要がある．

（1）外れ値の原因が測定ミスの場合

　計測上のミスが確認された場合，可能であれば再測定を行う．不可能であれば測定ミスであることを明記して破棄する．

（2）測定ミスとは判断できないが，生物学的にもかなり異常な場合

　異常な値が存在することを明記し，その値の状態を考察する必要がある．またその値を除いた場合の統計処理の結果も確認し，外れ値の影響を検討する必要がある．

（3）原因が測定ミスとは断定できず，生物学的にも異常でない場合

　データが本質的に外れ値が出やすい正規分布以外の分布に従うことを意味するため，正規分布を前提としないノンパラメトリック法（Lecture 6 参照）を用いるか，データを変数変換して正規分布に近づけてから解析を行う．

　たとえば図5に示した学力テストの結果における英語と数学の得点のように，対象者が同一学年でその対象データの学生の学力がはなはだ特異なものであるとは考えにくく，テスト実施時の問題もないと考えられる場合，標本数を増やすとデータの分布が正規分布に従う可能性もあるし，または別の分布に従う可能性もある．

　このようなデータが存在した場合，このデータを解析に含めるか，外れ値とみなして除外するかを，よく吟味する必要がある．

グラブス・スミルノフ（Grubbs-Smirnov）の検定

ここがポイント！
解析に含めるにしても除外するにしても明記し，その特性を考慮して結果を解釈する必要がある．

■参考文献

1）対馬栄輝．SPSSで学ぶ医療系データ解析―分析内容の理解と手順解説，バランスのとれた医療統計入門．第2版．東京図書；2016．p.57-84.
2）対馬栄輝．医療系研究論文の読み方・まとめ方―論文のPECOから正しい統計的判断まで．東京図書；2010．p.94-116.
3）石村貞夫．すぐわかる統計解析．東京図書；1993．p.138-79.
4）高橋仁美ほか．今日から使えるリハビリテーションのための統計学―初心者のための実践的手引き．医歯薬出版；2013.
5）浜田知久馬．学会・論文発表のための統計学―統計パッケージを誤用しないために．真興交易医書出版部；1999.

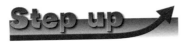

1. 順序尺度のデータに対するパラメトリック法

リハビリテーション分野において, 評価項目のなかには順序尺度のデータが少なくない. 順序尺度のデータに対し, 段階数の多いものについてはパラメトリック法を行ってよいという考え方がある. ただし, 順序尺度のデータは厳密には平均値を求めるという考え方自体に問題がある.

計算上は順序尺度のデータにもパラメトリック法は可能なため, 正規性がいえることが前提にあり, 有意差が認められたときの解釈について, 十分吟味する必要がある.

2. 両側検定を選ぶ根拠

母集団におけるデータの代表値は, プラスにずれる可能性とマイナスにずれる可能性がある. 帰無仮説を棄却するかどうかを判断するときに, 両方向にずれる確率 (両側確率) を考慮する検定を「両側検定」, 特定の方向にずれる確率 (片側確率) だけを考慮する検定を「片側検定」と呼ぶ.

帰無仮説が $H_0: \mu_1 = \mu_2$ であるのに対し, 対立仮説が $H_1: \mu_1 \neq \mu_2$ となるように立てるのが一般的だが, 対立仮説は①$\mu_1 > \mu_2$, ②$\mu_1 < \mu_2$ となる可能性がある. ①, ②のどちらかに限定する場合は片側検定を行うのだが, 通常は両側検定を選ぶのが主である.

3. 第Ⅰ種の過誤と第Ⅱ種の過誤

統計的検定には, 第Ⅰ種の過誤と第Ⅱ種の過誤がある. 差の検定であれば, 有意差がある・ないという判定の過誤だが, これらは, 差の検定に限らずあらゆる検定で存在する.

たとえば, 2群の母集団の平均 (母平均) に差があるかを調べる場合, 母平均は測定不可能であり, 真の値に差があるかわからない. そこで, 差の検定を利用して, 差があるかを推定する. しかし, 推定では, 2群の母平均に「100％差がある」「0％差がある」とは断言できず, 予測の間違いを含んでいる. このように, 「差がある」と判定する陰には, 有意水準 (5％または1％) 未満の判定の過誤が存在する (Lecture 3 参照). これが, 真の値には母平均に差がないのに差があると判定する過誤, つまり第Ⅰ種の過誤で, 第Ⅰ種の誤り, タイプⅠエラー, α過誤などともいう. αは有意水準と等しく, 有意水準が5％のときは$\alpha = 0.05$である. 逆に, 真の値には母平均に差があるのに差がないと判定する過誤もあり, これを第Ⅱ種の過誤と呼ぶ. 第Ⅱ種の誤り, タイプⅡエラー, β過誤などともいう.

もちろん, 真の値に差がないときに差がないと判定する正解 ($1-\alpha$；有意水準5％なら, $1-\alpha = 0.95$), 差があるときに差があると判定する正解 ($1-\beta$. これを検出力と呼ぶ) もある. これらの関係は表1のようになる.

通常の検定ではβは規定しないが, 標本の大きさn, 効果量, αがわかればβも計算できる. 標本の大きさが大きく効果量が大きければ, βは小さくなり検出力 ($1-\beta$) は大きくなる.

表1 αとβの関係

		真の値	
		差あり	差なし
判定 (検定)	差あり	$1-\beta$ 検出力	α 有意水準
	差なし	β	$1-\alpha$

小問題

1. 18歳の男子学生でバスケットボールチームに所属している10人とバレーボールチームに所属している10人に対し, 垂直跳びを計測した. 両チーム間で垂直跳びの高さに違いがあるかどうか知りたい.

   バスケットボールチーム (cm): 65 75 58 85 80 68 72 74 69 62

   バレーボールチーム (cm): 74 72 65 78 84 80 65 59 73 81

   (1) 帰無仮説と対立仮説を立てよ.

   (2) 統計手法を選択せよ.

   (3) 検定結果から必要な情報を選択し, 結果を説明せよ.

(解答は p.129)

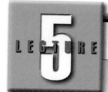

1 標本の差の検定
パラメトリック法 (2)

到達目標

- 1標本の差の検定（対応のある差の検定）の概略について理解する.
- 1標本の差の検定の方法について理解する.
- 1標本の差の検定によって得られた結果の解釈を理解する.
- 1標本の差の検定がどのようなときに使われるかを理解する.

この講義を理解するために

　この講義では，パラメトリック法の1標本の差の検定（対応のある差の検定）について学びます．差の検定の種類を再確認し，1標本のパラメトリック法である対応のある t 検定の適用を学びます．また，実際の使用例から検定結果の読み方，注意点について学びます.

　パラメトリック法の1標本の差の検定を学ぶにあたり，以下の項目をあらかじめ学習しておきましょう.

　　□ データの尺度やグラフの見方を確認しておく.

　　□ パラメトリック法とノンパラメトリック法の数値の違いを確認しておく.

　　□ 統計的仮説検定のしくみを確認しておく.

講義を終えて確認すること

　　□ 1標本の差の検定の適応を理解できた.

　　□ 1標本の差の検定を行って出力される結果の意味を理解できた.

　　□ 1標本の差の検定を適用できる場面を理解できた.

1．1 標本の差の検定

Lecture 4で述べた2標本の差の検定は，"握力"のように，{健常群，治療群}{男性，女性}というように比較する2つの異なる標本に対する検定であった．

それに対して，1標本の差の検定とは，同一個体間の比較といった対応のあるデータの差の検定と，既知や未知の母集団と標本とを比較する母平均の差の検定がある．

「対応のあるデータ」とは，2つの群のデータのあいだに{術前，術後}{薬の投与前，投与後}などといった同一対象（1標本）から繰り返し計測したデータ，または同じ条件をもつ異なる母集団をペアとして1標本として扱う．「標本」とは，「群」と同じ意味である．

対応のあるデータの差を検定する方法は，Lecture 4で行った2標本t検定と同じt分布を用いた検定であるが，方法が少し異なる．また，2標本の差の検定と同様に，対応のあるデータの差の検定にもパラメトリック法とノンパラメトリック法がある（Lecture 3参照）．この講義では，1標本の差の検定のうち代表的なパラメトリック法である対応のあるt検定と母平均の差の検定について述べる（**表1**）．

なお，正規分布とt分布は厳密には異なる．t分布は自由度（Lecture 1 Step up参照）の大きさにより分布の裾の幅や頂点の高さが変わり，また自由度が高くなると正規分布に近づくことから，正規分布に従うデータで，標本の平均を用いたパラメトリック法の差の検定ではt分布を使用したt検定を利用する．

2．対応ありと対応なしの違い

対応のあるデータ（対応あり）は同一個体で複数回計測しているので，散布図を線

ここがポイント！

対応

対応なし（2標本以上）は，比較したい対象が別の個体であるため，点数差などを出して直接比較することはできない．一方，対応あり（1標本）は比較したい対象が同一個体であることから，その差を出すことに意味があるため，散布図を線で結んで比較することが可能である．以上のことを統計学では「対応」という表現をする．

気をつけよう！

t検定は差の検定の手法のなかでもt分布を用いた検定手法であり，ノンパラメトリックの差の検定や他の分布を用いた検定手法もある．したがって，差の検定＝t検定ではない．

表1 差の検定の一覧

	パラメトリック法	ノンパラメトリック法
対応のある差 （2変数）	対応のあるt検定 母平均の差の検定 1標本t検定	ウィルコクソンの（符号付き順位）検定 符号検定
2標本の差	2標本t検定 ウェルチの検定	マン・ホイットニーの検定 ウィルコクソンの順位和検定
対応のある差 （3変数以上）	反復測定による分散分析 多重比較法	フリードマンの検定 多重比較法
3標本以上の差	一元配置分散分析 多重比較法 二元配置分散分析	クラスカル・ワリスの検定 多重比較法 （対応する検定はない）

a：対応のある2変数（1標本〔1群〕）

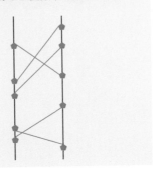

b：対応のない2変数（2標本〔2群〕）

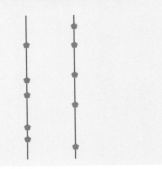

図1 対応ありと対応なしの散布図

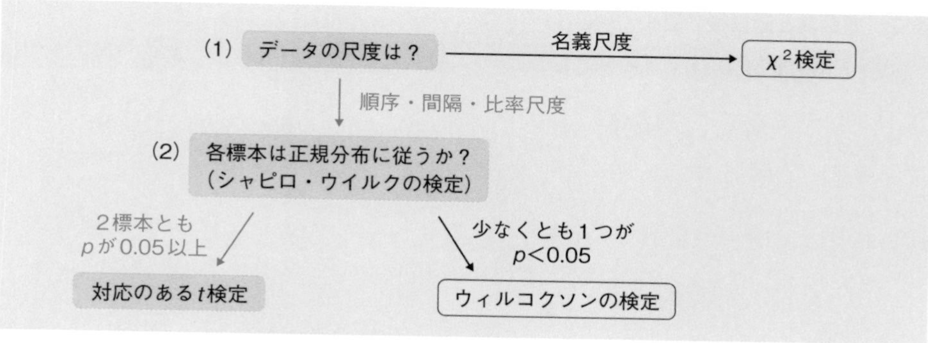

（1）　データの尺度は？　───────　名義尺度　──→　χ^2検定

│順序・間隔・比率尺度

（2）　各標本は正規分布に従うか？
（シャピロ・ウイルクの検定）

2標本とも
pが0.05以上　↙　　　↘　少なくとも1つが
$p<0.05$

対応のあるt検定　　　　ウィルコクソンの検定

図2　対応のあるt検定の選択手順の流れ

ここがポイント！
同じように，順序・間隔・比率尺度で，各標本が正規分布に従い，2標本ともpが0.05以上であり，さらに母集団の平均がわかっている場合には，後述する母平均の差の検定を選択する．

で結ぶことが可能である（**図1a**）．一方，対応のないデータ（対応なし）の場合は線で結ぶことができない（**図1b**，Lecture 3，4，6）．

3. 対応のあるt検定を行う手順

実際に対応のあるt検定を行う手順は以下の通りである．

1）仮説の設定
・帰無仮説　$H_0 : \mu_1 = \mu_2$（2つの母平均は等しい）
・対立仮説　$H_1 : \mu_1 \neq \mu_2$（2つの母平均は等しくない）

2）統計手法の選択
図2の選択手順のフローチャートを参照しながら，以下の項目で該当すれば，対応のあるt検定を行う．

（1）尺度
2つの変数（1標本内の2群のデータ，対応のあるデータ）の差の尺度が順序尺度・間隔尺度・比率尺度であれば，次の検討に進む．しかし，2つの変数の尺度が名義尺度の場合は，χ^2検定（Lecture 10 参照）を選択する．

（2）分布
正規性の確認方法はヒストグラムを描いたり，正規性の検定を行って判断する．正規性の検定によく用いられるのがシャピロ・ウイルクの検定である．

シャピロ・ウイルクの検定の結果，2標本ともpが0.05以上であれば標本は正規分布に従うという判定になるため，対応のあるt検定を選択する．いずれか一方で$p<0.05$となれば正規分布に従わないと判定されるため，ノンパラメトリック法（Lecture 6 参照）のウィルコクソンの検定を行う．

3）検定処理とp値の算定
対応のあるt検定を行い，帰無仮説を否定するためのp値を求める．帰無仮説は「2つの母平均は等しい」である．

①$p<0.05$（0.01）であれば，帰無仮説を棄却し，「有意水準5％（1％）で有意な差がある」と判定する．

②pが0.05以上なら帰無仮説を棄却できないので，「有意な差があるとはいえない」と判定する．

4）信頼区間の推定
Lecture 3 の信頼区間，Lecture 4 の2標本t検定を参照．

論文には必ずしも必要とは限らないが，判定の程度を把握できるため，確認はしておいたほうがよい．

対応のあるt検定（paired t-test）

表2　運動前と運動後の脈拍（例題1）

学生	運動前脈拍（回/分）	運動後脈拍（回/分）	学生	運動前脈拍（回/分）	運動後脈拍（回/分）
A	60	96	F	72	96
B	70	86	G	76	98
C	55	80	H	66	100
D	58	90	I	68	92
E	64	88	J	65	88

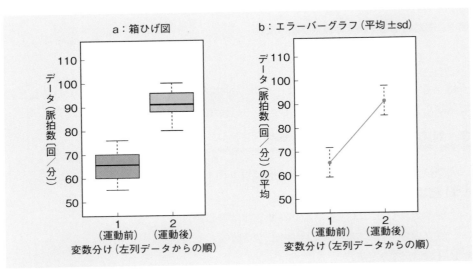

図3　例題1の箱ひげ図とエラーバーグラフ

4. 対応のある t 検定の例

例題1

学生（20歳女性）10人に対し，5分間のジョギングを行ってもらい，その運動前後の脈拍を計測した（**表2**）．

運動による脈拍の変化に差があるかどうか．

検定手順と検定結果

手順に従い統計ソフトを用いて求めてみよう．

（1）仮説の設定

・帰無仮説　運動前後で脈拍の差はない．

・対立仮説　運動前後で脈拍に差がある．

（2）統計手法の選択

①尺度

脈拍は間隔尺度である．

②分布

シャピロ・ウイルクの検定を行った結果，運動前脈拍のデータは $p = 0.9923$，運動後脈拍のデータは $p = 0.8052$ であり，ともに p が0.05以上であるため正規分布に従う．

以上のことから，対応のある t 検定の適用と判断される（**図2**）．

（3）検定処理と p 値の算定

対応のある t 検定を行った結果，$p = 2.961\mathrm{E}-07$（2.961×10^{-7}）となった．

この結果は $p < 0.01$ であるため帰無仮説を棄却し，「有意水準1%で運動前後の脈拍に有意な差がある」と判定する．

MEMO

統計ソフトなどで桁数が表示幅を超えた場合に「E」を含んで表示されることがある．これは，指数（exponent）を用いて数値を概数として表示しているもので指数表記といい，10を何乗したかを表す．

・"E＋数値"は大きな数を表す．
$1.0\mathrm{E}+1$（1.0×10^{1}）
→×10倍：10
$1.0\mathrm{E}+2$（1.0×10^{2}）
→×100倍：100
$1.0\mathrm{E}+3$（1.0×10^{3}）
→×1,000倍：1,000

・"E－数値"は小さな数を表す．
$1.0\mathrm{E}-1$（1.0×10^{-1}）
→×1/10倍→÷10：0.1
$1.0\mathrm{E}-2$（1.0×10^{-2}）
→×1/100倍→÷100：0.01
$1.0\mathrm{E}-3$（1.0×10^{-3}）
→×1/1,000倍→÷1,000：0.001

表3　入学時と半年後の体重（例題2）

学生	入学時体重（kg）	半年後体重（kg）	学生	入学時体重（kg）	半年後体重（kg）
A	60	68	F	72	70
B	70	72	G	76	78
C	72	69	H	66	65
D	66	66	I	68	68
E	64	65	J	65	65

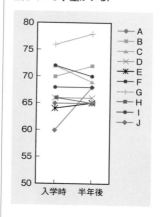

MEMO
散布図を描いてみると，体重の増減についてそれぞれの学生個人のデータには概ね変化があるといってよいが，増えている学生と減っている学生がいる.

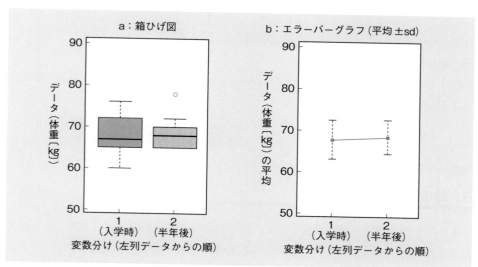

図4　例題2の箱ひげ図とエラーバーグラフ

（4）信頼区間の推定

95％信頼区間は，下限値が-30.38389，上限値が-21.61611であり，0を含まないことから$p < 0.05$で有意差があるといえる（**図3**）.

（5）結果の記載

学生（20歳女性，$n = 10$）の運動前の脈拍は65.4 ± 6.48回/分，運動後は91.4 ± 6.19回/分であった.

シャピロ・ウイルクの検定により，正規分布に従わないとはいえないことが確認できたので，対応のあるt検定を適用した結果，$p = 2.961\mathrm{E} - 07$であったので，有意水準1％で有意な差が認められた.

例題2

学生（運動習慣のない20歳男性）10人の体重を入学時と半年後に2回計測した（**表3**）.

半年後に体重に変化があるといえるかどうか.

検定手順と検定結果

手順に従い統計ソフトを用いて求めてみよう.

（1）仮説の設定

・帰無仮説　入学時と半年後で体重の変化はない.

・対立仮説　入学時と半年後で体重は変化する.

（2）統計手法の選択

①尺度

体重のデータは順序尺度である.

②分布

シャピロ・ウイルクの検定を行った結果，入学時体重のデータは$p = 0.9588$，半年

後体重のデータは $p=0.05129$ であり，ともに p が 0.05 以上であるため正規分布に従う．

以上のことから，対応のある t 検定の適用と判断される（図2）．

（3）検定処理と p 値の算定

対応のある t 検定を行った結果，$p=0.4823$ となった．

この結果は p が 0.05 以上であるため帰無仮説を棄却できないので，「入学時体重と半年後体重に有意な差があるとはいえない」と判定する．

（4）信頼区間の推定

95％信頼区間は，下限値が -2.860594，上限値が 1.460594 であり，0 を含んでいることからも $p<0.05$ で有意な差があるとはいえない（図4）．

（5）結果の記載

学生（運動習慣のない 20 歳男性，$n=10$）の入学前の体重は $67.9\pm4.68\,\mathrm{kg}$，半年後の体重は $68.6\pm4.06\,\mathrm{kg}$ であった．

シャピロ・ウイルクの検定により，いずれも正規分布に従うことが確認できたので，対応のある t 検定を適用した結果，$p=0.48$ であったので，入学時体重と半年後体重に有意な差があるとはいえない．

5. 母平均の差の検定

もう一つの 1 標本の差の検定として，母平均の差の検定がある．これは，あらかじめ母集団の平均（母平均）がわかっているものと標本平均を比較したいときに行う．統計手法としては，母分散（母集団の分散や標準偏差）が既知と未知とで数式が異なるが，両者とも標準正規分布を帰無仮説の分布とする 1 つの平均値の検定である．

全国の小学 5 年生男子の平均身長は 139 cm といわれているが，A 小学校の 5 年生男子 20 人の平均身長が 138.8 cm であったとする（表4）．A 小学校の 5 年生男子の身長は全国平均と同じかどうか知りたいとき，A 小学校の 5 年生男子のデータを標本平均とし，母平均との差の検定を行う．

このときの検定のポイントは，対立仮説をしっかりと立てることである．

・帰無仮説　H_0：母平均と標本平均とのあいだに差はない

・対立仮説　H_1：母平均と標本平均とのあいだに差がある

となるが，上記の例では，

・帰無仮説　H_0：$\mu=139$ cm

・対立仮説　H_1：$\mu\neq139$ cm

と，母平均の値からの差異を調べるように仮説を立てる．

母平均の差の検定の結果，$p<0.6831$，95％信頼区間は下限値が 137.5181，上限値が 139.9919 であり，0 を含まないが $p<0.05$ ではなく，有意差があるとはいえない．

表4　A 小学校の 5 年生男子の身長

生徒	身長 (cm)	生徒	身長 (cm)
A	137.0	K	137.8
B	138.5	L	136.9
C	136.0	M	137.4
D	141.5	N	139.9
E	136.5	O	140.9
F	138.7	P	139.8
G	139.5	Q	138.2
H	140.6	R	136.5
I	139.4	S	141.8
J	132.9	T	145.3

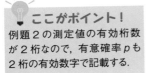

ここがポイント！
例題2の測定値の有効桁数が 2 桁なので，有意確率 p も 2 桁の有効数字で記載する．

MEMO
母平均の差の検定
基本的に母集団は正規分布していると考えられるため，手法としては t 検定を行っている．

6．適用の注意点

1）結果の記載

提示すべき情報としては

①各標本の平均

②各標本の標準偏差（SD）

③各標本の大きさ（n）

④有意確率（p）

⑤95％または99％信頼区間

があげられる．2標本のパラメトリック法と考え方は同じである．

2）有意であるか否かの論文の記載の違い

（1）有意であるとき

論文の「方法」の項目で，「有意水準は5％とした」「$p<0.05$のときに有意と判定した」というように記載することで，「結果」の項目でp値を記載しなくとも$p<0.05$であることがわかる．

（2）有意でないとき

有意なときは「方法」の項目で「有意水準は5％とした」と書いておけば$p<0.05$であることはわかるが，有意でないときは$p=0.058$のように具体的な数値を書くようにする．

また，p値が有意でないときには，次のようなことが考えられる．

①p値が$p=0.052$のような0.05に近い場合は，標本の大きさ（n）を増やせば有意になる可能性がある．

②p値が$p=0.58$のように0.05と大きく離れた場合，対立仮説が誤りであるか，研究デザイン自体に問題がある可能性がある．

3）母集団の分布

対応のあるt検定や母平均の差の検定の場合，処理前と後では母集団分布は等しいと考えられる．標本数を増やしていくと正規分布に近づいていくという中心極限定理の考え方から，その母集団は正規分布に従うため，標本の分布にこだわらなくてもよいという考えもある．ただし，名義尺度のデータと順序尺度のデータについては例外である．

■参考文献

1）対馬栄輝．SPSSで学ぶ医療系データ解析―分析内容の理解と手順解説，バランスのとれた医療統計入門．第2版．東京図書；2016．p.57-84.

2）対馬栄輝．医療系研究論文の読み方・まとめ方―論文のPECOから正しい統計的判断まで．東京図書；2010．p.94-116.

3）石村貞夫．すぐわかる統計解析．東京図書；1993．p.138-79.

4）高橋仁美ほか．今日から使えるリハビリテーションのための統計学―初心者のための実践的手引き．医歯薬出版；2013.

5）浜田知久馬．学会・論文発表のための統計学―統計パッケージを誤用しないために．真興交易医書出版部；1999.

LECTURE 5

📝 **MEMO**
中心極限定理
母集団から標本を抽出したとき，その標本の大きさ（n）が十分に大きければ，標本平均の分布は正規分布に従う．このことから，母平均の差についても母集団から標本を抽出しているため，その標本平均の分布は正規分布に従うと考えられる．同様に，対応のあるt検定についても処理前と処理後は同一個体であるため，母集団分布は等しく，標本の大きさが十分なものであれば，標本平均の分布は正規分布に従うといえる．

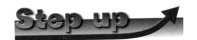

効果量の種類

効果量 (effect size) とは，信頼区間と同じように差の程度を表す指標である (Lecture 3 Step up 参照)．データの単位，n の大きさに左右されない標準化された差の程度を表している点で信頼区間と異なる．特徴としては，信頼区間は n が異なる報告間の比較や，データの測定単位が異なる報告間の比較が不可能であるのに対し，効果量は差の程度や関連の程度を標準化しているため，同様の研究報告間でも差の程度を比較できる．また，ノンパラメトリック法 (Lecture 6 参照) でも算出できるものがある．

表 1 に，効果量の判定基準の種類をまとめた．なお，効果量は，対応のある t 検定，2 標本 t 検定で同一値と考えられている．正確には異なり，変数間の関係の強さを示す効果量である r と，グループごとの平均値の差を標準化した効果量である d の 2 種類があるが，現状では同じ計算方法が用いられている．効果量 r は相関の指標であるピアソンの積率相関係数であり (Lecture 7 参照)，回帰分析では r を二乗した R^2 が効果量となる (Lecture 8 参照)．また効果量 d は帰無仮説からのずれを標準化したもので，平均値と標準偏差を用いて算出する．通常は相関係数に基づいた効果量である r を利用する．特に知識がないときは"中"を基準とすればよい．

効果量を計算できる統計ソフトは少ないが，ウェブサイト (http://www.hs.hirosaki-u.ac.jp/~pteiki/research2/) で無料配布されているファイルが便利である．

表 1 効果量の判定基準

検定	指標	効果量の基準			補足
		小	中	大	
差の検定 (t 検定)	r	0.1	0.3	0.5	対応のある t 検定，2 標本の差の検定で同一値．r と d の 2 種類ある．通常は r を利用
	d	0.2	0.5	0.8	
分散分析	η^2	0.01	0.06	0.14	多重比較法は差の検定 (t 検定) を参照
相関	r	0.1	0.3	0.5	相関係数そのままである
χ^2 検定 (2×2 分割表)	ϕ	0.1	0.3	0.5	連関係数である
χ^2 検定 (上記以外の分割表)	クラメールの V	0.1	0.3	0.5	連関係数である
差の検定 (ノンパラメトリック法)	r	0.1	0.3	0.5	マン・ホイットニーの検定，ウィルコクソンの検定，クラスカル・ワリスの検定，フリードマンの検定で求められる検定統計量 Z を用いて $r=Z/\sqrt{n}$ として計算する
(重) 回帰分析	R^2	0.02	0.13	0.26	決定係数である

小問題

1. 18 歳の女子学生に対し，下肢の筋力トレーニングを行った．トレーニング前後における 50 m 走の時間 (秒) に違いがあるかどうか知りたい．

学生	筋トレ前 50 m 走 (秒)	筋トレ後 50 m 走 (秒)	学生	筋トレ前 50 m 走 (秒)	筋トレ後 50 m 走 (秒)
1	9.15	9.02	6	10.5	9.54
2	10.2	9.65	7	10.1	10.5
3	8.95	8.9	8	9.67	10
4	9.44	9.22	9	9.44	9.2
5	9.12	9.65	10	9.73	9.3

(1) 帰無仮説と対立仮説を立てよ．

(2) 統計手法を選択せよ．

(3) 検定結果から必要な情報を選択し，結果を説明せよ．

(解答は p.130)

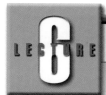

差の検定
ノンパラメトリック法

到達目標

- ●ノンパラメトリック法とパラメトリック法の適用を理解する.
- ●ノンパラメトリック法による差の検定の種類とその適用を理解する.
- ●ノンパラメトリック法による差の検定の手順を理解する.
- ●ノンパラメトリック法による差の検定の結果を読むことがを理解する.

この講義を理解するために

　この講義では,検定のなかでも多くの場面で適用されることが多い差の検定のうち,ノンパラメトリック法による差の検定の活用方法について学びます.最初に,ノンパラメトリック法とパラメトリック法の適用を理解し,その後,ノンパラメトリック法における2標本の差の検定,1標本の差の検定について解説します.具体的な統計手法をイメージするためにも,ノンパラメトリック法による差の検定がどのようなデータで使用されているのか,実際に例をあげながら解析手順について説明します.

　ノンパラメトリック法による差の検定の適用と解析手順を理解するために,以下の点について復習をしておきましょう.

　　□ パラメトリック法による差の検定（2標本 t 検定,対応のある t 検定）の適用を学習しておく.

　　□ データの尺度,正規性の検定について学習しておく.

講義を終えて確認すること

　　□ ノンパラメトリック法による差の検定の種類と適用を理解できた.

　　□ ノンパラメトリック法による差の検定の手順を理解できた.

　　□ ノンパラメトリック法による差の検定の結果の意味を理解できた.

1．ノンパラメトリック法の適用

MEMO
パラメータ
母集団の特性を規定する母数．

分布によらない手法（distribution-free method）

統計的検定には，パラメトリック法とノンパラメトリック法がある（**表1**，Lecture 3参照）．ノンパラメトリック法は，母集団の分布や尺度を問題としない，母集団がわからないデータやパラメータが決められない母集団からのデータに適用する手法であり，分布によらない手法とも呼称される．標本の大きさが小さなデータでは，推測される母集団の分布が不正確なことも多く，パラメトリック法を適用することが問題となりやすい．しかし，ノンパラメトリック法は頑健性があり，適用が可能である．

MEMO
頑健性（robustness；ロバストネス）とは，モデルの逸脱に対する鈍感さのことである．正規性の仮定に曖昧さがあっても，推定や検定結果の信頼性が保たれるときに頑健性があると表現する．

パラメトリック法の適用となる母集団からのデータに対して，ノンパラメトリック法を適用しても間違いではない．しかし，通常，パラメトリック法の適用となるデータにノンパラメトリック法を用いた場合は，適用した理由や根拠を示す必要がある．

1) ノンパラメトリック法が適用となるデータの特徴

ノンパラメトリック法の適用となるデータの特徴は以下の通りである．
・分布や尺度は問われない
・パラメータは問われない
・中央値を比較することに意味がある

LECTURE 6

ここがポイント！
ノンパラメトリック法はより包括的な理論であり，正規分布に従うデータでも適用は可能である．

気をつけよう！
「ウィルコクソンの順位和検定」と「ウィルコクソンの符号付き順位検定（単にウィルコクソンの検定とも呼ぶ）」は異なる検定手法である．

表1　差の検定の一覧

	パラメトリック法	ノンパラメトリック法
対応のある差 （2変数）	対応のある t 検定 母平均の差の検定 1標本 t 検定	ウィルコクソンの（符号付き順位）検定符号検定
2標本の差	2標本 t 検定 ウェルチの検定	マン・ホイットニーの検定 ウィルコクソンの順位和検定
対応のある差 （3変数以上）	反復測定による分散分析 多重比較法	フリードマンの検定 多重比較法
3標本以上の差	一元配置分散分析 多重比較法 二元配置分散分析	クラスカル・ワリスの検定 多重比較法 （対応する検定はない）

表2　ノンパラメトリック法の適用となるデータの例

学生	性別	大学1年生		大学4年生	
		運動習慣	勉強時間	運動習慣	勉強時間
a	男性	ほとんど毎日	1時間未満	ときどき	2〜3時間未満
b	女性	ときどき	3時間以上	ときどき	3時間以上
c	女性	ときどき	1〜2時間未満	たまに	1時間未満
d	男性	しない	2〜3時間未満	ときどき	2〜3時間未満
e	男性	たまに	2〜3時間未満	しない	3時間以上
f	男性	しない	1時間未満	たまに	1時間未満
g	女性	ほとんど	毎日1時間未満	ほとんど毎日	1〜2時間未満
h	男性	しない	1〜2時間未満	たまに	2〜3時間未満
I	女性	ときどき	1〜2時間未満	しない	1時間未満
j	女性	ほとんど	毎日3時間以上	ほとんど	毎日3時間以上
⋮	⋮	⋮	⋮	⋮	⋮

運動習慣は{1＝ほとんど毎日（週3回以上），2＝ときどき（週1〜2回程度），3＝たまに（月1〜3回程度），4＝しない}の4段階で判定する．
勉強時間（1日あたり）は{1＝1時間未満，2＝1〜2時間未満，3＝2〜3時間未満，4＝3時間以上}の4段階で判定する．

2）ノンパラメトリック法が適用となるデータの例

ノンパラメトリック法が適用となるデータの例を**表2**に示す．データは，大学の学生（110人）を対象に，大学1年生と4年生のときの運動習慣および1日の勉強時間を調査したものである．運動習慣は｛ほとんど毎日（週3回以上），ときどき（週1〜2回程度），たまに（月1〜3回程度），しない｝の4段階，勉強時間は｛1時間未満，1〜2時間未満，2〜3時間未満，3時間以上｝の4段階の順序尺度である．

大学1年生と4年生の各学年で男性（51人）と女性（59人）とのあいだに，運動習慣や1日の勉強時間に差があるかを検定する場合は，マン・ホイットニーの検定が適用となる．また，大学1年生のときと4年生のときで，運動習慣や1日の勉強時間に差があるかを検定する場合は，ウィルコクソンの検定が適用となる．

2. マン・ホイットニーの検定

マン・ホイットニーの検定は，対応のない2変数（2標本〔2群〕）から得られたデータに対して，それぞれの母集団の分布中心（中央値）に差があるかどうかを検定する手法であり，2標本 t 検定に対応したノンパラメトリック法である．同様なノンパラメトリック手法に，ウィルコクソンの順位和検定がある．マン・ホイットニーの検定とウィルコクソンの順位和検定で求められるそれぞれの統計量には関係があり，両者の検定結果は同等となる．両者には互換性があるので，使用する統計ソフトでプログラムされている手法を選択すれば問題はない．対応ありと対応なしのイメージを**図1**に，データ入力の例を**図2**に示す．

1）仮説の設定

A群，B群の2群の差の検定をする場合，
- ・帰無仮説（H_0）　A群の分布中心＝B群の分布中心
- ・対立仮説（H_1）　A群の分布中心 ≠ B群の分布中心

のような仮説を立てて検定することとなる．

2）統計手法の選択　（図3）

（1）尺度

順序尺度，間隔尺度，比率尺度のデータである．

（2）分布

正規分布に従わない母集団分布のデータである．

（3）そのほか

ここで用いられるデータは中央値を比較することに意味があり，2標本（2群）の

LECTURE **6**

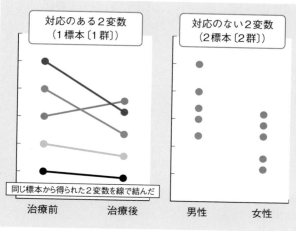

図1　対応ありと対応なしのイメージ

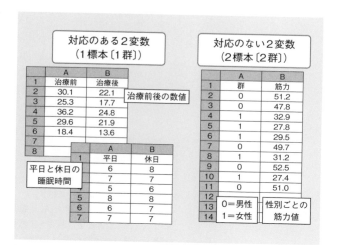

図2　対応ありと対応なしのデータ入力の例

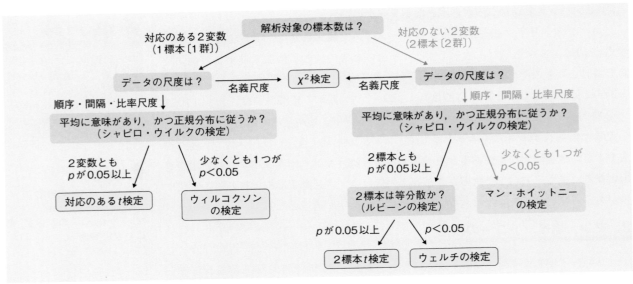

図3　マン・ホイットニーの検定の選択手順の流れ

LECTURE
6

クラスカル・ワリス (Kruskal-Wallis) の検定

💡 **ここがポイント！**
マン・ホイットニーの検定を適用する場合の注意事項は，データが正規分布に従わない母集団からの標本に限ること，2標本の大きさがほぼ等しいことである．また，標本の大きさが極端に小さい (10以下) ような場合は有意差が出にくい．

データである．

　なお，3標本 (3群) 以上のデータについては，マン・ホイットニーの検定を繰り返し適用するのではなく，クラスカル・ワリスの検定 (Lecture 11 参照) を適用する．

3. マン・ホイットニーの検定の例

例題 1

　大学の1年生 (110人) を対象に運動習慣を調査した (**表3**)．運動習慣は ｛ほとんど毎日 (週3回以上)，ときどき (週1〜2回程度)，たまに (月1〜3回程度)，しない｝の4段階で判定した．男性 (51人) と女性 (59人) とのあいだに運動習慣に差があるか．

検定手順と検定結果

(1) 仮説の設定
・帰無仮説　男性の運動習慣と女性の運動習慣に差はない (分布中心は同じである)．
・対立仮説　男性の運動習慣と女性の運動習慣に差がある (分布中心は異なる)．

表3　大学生の運動習慣

学生	性別	運動習慣
a	男性	ほとんど毎日
b	女性	ときどき
c	女性	ときどき
d	男性	しない
e	男性	たまに
f	男性	しない
g	女性	ほとんど毎日
h	男性	しない
I	女性	ときどき
j	女性	ほとんど毎日
⋮	⋮	⋮

男性：51人，女性：59人．
運動習慣は ｛1＝ほとんど毎日 (週3回以上)，2＝ときどき (週1〜2回程度)，3＝たまに (月1〜3回程度)，4＝しない｝の4段階で判定する．

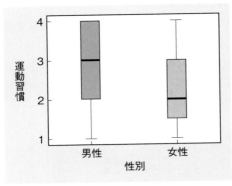

図4　男性と女性の運動習慣の箱ひげ図
横軸は性別 ｛男性，女性｝を示す．
縦軸の運動習慣は ｛1＝ほとんど毎日 (週3回以上)，2＝ときどき (週1〜2回程度)，3＝たまに (月1〜3回程度)，4＝しない｝を示す．

（2）統計手法の選択

①尺度

運動習慣は4段階｛1＝ほとんど毎日〔週3回以上〕，2＝ときどき〔週1～2回程度〕，3＝たまに〔月1～3回程度〕，4＝しない｝の順序尺度である．

②分布

正規性の検定（シャピロ・ウイルクの検定）による判断が便利である．

男性の有意確率：$p＝0.000014$

女性の有意確率：$p＝0.000015$

つまり，両群ともに $p＜0.05$ であり，"正規分布に従わない"と判断する．

③そのほか

今回のデータは離散型変数の順序尺度であり，中央値を比較することに意味がある．また，｛男性・女性｝という2群の比較であり，2標本のデータである（図4）．

以上のことから，マン・ホイットニーの検定の適用と判断される（図3）．

（3）検定処理と p 値の算定

マン・ホイットニーの検定を行った結果，有意確率 $p＝0.001399$ となり，$p＜0.05$ であるので，帰無仮説は棄却され，対立仮説が採択される．よって，「男性の運動習慣と女性の運動習慣に差がある」となる．

（4）信頼区間の推定

信頼区間は，パラメトリック法で算出できる統計値である．

（5）結果の記載

性別ごとの運動習慣の中央値（25 — 75 パーセンタイル値）は，男性（$n＝51$）が3（2—4），女性（$n＝59$）が2（1.5—3）であった．シャピロ・ウィルクの検定を用いた正規性の検定により，運動習慣は両群ともに正規分布に従わないことが確認されたため（p が 0.05 以上），マン・ホイットニーの検定を適用した．検定の結果，男性と女性の中央値に有意差を認め（$p＜0.05$），男性と女性のあいだには運動習慣に差があった．

4. ウィルコクソンの検定

ウィルコクソンの検定（ウィルコクソンの符号付き順位検定）は，対応のある2変数から得られたデータに対して，それぞれの分布中心に差があるかどうかを検定する手法であり，対応のある t 検定に対応したノンパラメトリック法である．同様なノンパラメトリック手法に符号検定がある．符号検定が差の向きだけを考慮しているのに対し，ウィルコクソンの検定は差の大きさも考慮しているので検出力，つまり対立仮説が正しいときに帰無仮説を棄却する確率（Lecture 4 Step up 参照）が高い．

1）仮説の設定

変数 A と変数 B の2変数（1標本）を比較する場合，

・帰無仮説（H_0）　変数 A の分布中心＝変数 B の分布中心

・対立仮説（H_1）　変数 A の分布中心≠変数 B の分布中心

のような仮説を立てて検定することとなる．

2）統計手法の選択　（図5）

（1）尺度

用いられるのは，順序尺度，間隔尺度，比率尺度のデータである．

（2）分布

正規分布に従わない母集団分布のデータである．

（3）そのほか

中央値を比較することに意味がある．また，データは対応のある2変数である．

気をつけよう！

データの尺度が比率尺度や間隔尺度であり，正規性の検定（シャピロ・ウイルクの検定）で1つの群が正規分布に従い，もう1つの群が正規分布に従わない場合も，2標本 t 検定ではなく，マン・ホイットニーの検定を適用する．

ウィルコクソンの符号付き順位検定（Wilcoxon signed-rank test）

符号検定（sign test）

検出力（power）

MEMO

ウィルコクソンの検定は順位の差のプラス・マイナスと差の大きさという2つの情報を利用しているのに対し，符号検定は順位の差のプラス・マイナスの情報だけを利用する．

気をつけよう！

ノンパラメトリック法を用いた場合は，平均と標準偏差ではなく，中央値と四分位範囲の記載が望ましい．その理由は，それらの数値を基準として計算しているからである．3変数以上（1つの標本について条件を変えて得られた3つ以上）のデータについては，ウィルコクソンの検定を繰り返し適用するのではなく，フリードマンの検定（Lecture 12 参照）を適用する．

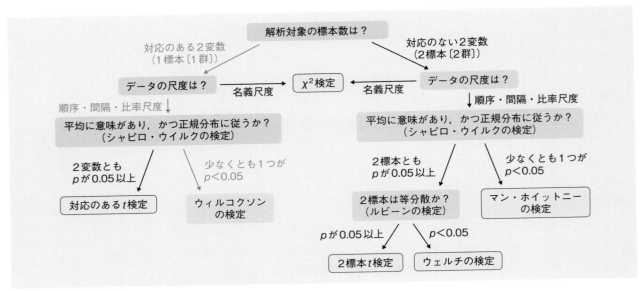

図5　ウィルコクソンの検定の選択手順の流れ

5. ウィルコクソンの検定の例

例題2

大学の学生（110人）を対象に，大学1年生と4年生のときの1日の勉強時間をそれぞれ調査した（**表4**）．1日の勉強時間は｛1時間未満，1〜2時間未満，2〜3時間未満，3時間以上｝の4段階で判定した．大学1年生のときと4年生のときとで，1日の勉強時間に差があるか．

検定手順と検定結果

（1）仮説の設定

・帰無仮説　大学1年生のときと大学4年生のときの1日の勉強時間に差はない（分布中心は同じである）．

・対立仮説　大学1年生のときと大学4年生のときの1日の勉強時間に差がある（分布中心は異なる）．

（2）統計方法の選択

①尺度

1日の勉強時間は4段階｛1＝1時間未満，2＝1〜2時間未満，3＝2〜3時間未満，4＝3時間以上｝の順序尺度である．

②分布

正規性の検定（シャピロ・ウイルクの検定）による判断が望ましい．これによると，

大学1年生のデータの有意確率：$p = 0.00000001014$

大学4年生のデータの有意確率：$p = 0.000000002163$

となり，両群ともに $p < 0.05$ であり，「正規分布に従わない」と判断する．

③そのほか

今回のデータは離散型変数の順序尺度であり，中央値を比較することに意味がある．また，同じ学生について，大学1年生のときと大学4年生のときの2変数の比較であるため，データは対応のある2変数であるといえる（**図6**）．

以上のことから，ウィルコクソンの検定の適用と判断される（**図5**）．

（3）検定処理と p 値の算定

ウィルコクソンの検定を行った結果，有意確率 $p = 0.00000006732$ であった．$p < 0.05$ であるので，帰無仮説は棄却され，対立仮説が採択される．

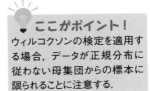

ここがポイント！

ウィルコクソンの検定を適用する場合，データが正規分布に従わない母集団からの標本に限られることに注意する．

表4　1日の勉強時間の変化

学生	1日の勉強時間	
	大学1年生	大学4年生
a	1時間未満	2〜3時間未満
b	3時間以上	3時間以上
c	1〜2時間未満	1時間未満
d	2〜3時間未満	2〜3時間未満
e	2〜3時間未満	3時間以上
f	1時間未満	1時間未満
g	1時間未満	1〜2時間未満
h	1〜2時間未満	2〜3時間未満
l	1〜2時間未満	1時間未満
j	3時間以上	3時間以上
⋮	⋮	⋮

同じ学生（$n=110$）について大学1年生のときと4年生のときの調査データを示す．
勉強時間（1日あたり）は{1＝1時間未満，2＝1〜2時間未満，3＝2〜3時間未満，4＝3時間以上}の4段階で判定する．

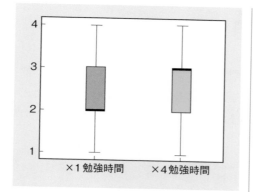

図6　大学1年生と大学4年生の1日の勉強時間の箱ひげ図
×1勉強時間は大学1年生のときの勉強時間，×4勉強時間は大学4年生のときの勉強時間を示す．
縦軸は1日の勉強時間であり，{1＝1時間未満，2＝1〜2時間未満，3＝2〜3時間未満，4＝3時間以上}を示す．

つまり，「1日の勉強時間は大学1年生のときと大学4年生のときで差がある」となる．

（4）信頼区間の推定

信頼区間は，パラメトリック法で算出できる統計値である．

（5）結果の記載

同じ大学生（$n=110$）における大学1年生のときと大学4年生のときの1日の勉強時間の中央値（25―75パーセンタイル値）は，1年生のときが2（2―3），4年生のときが3（2―3）であった．シャピロ・ウイルクの検定を用いた正規性の検定により，1日の勉強時間はいずれも正規分布に従わないことが確認されたため（pが0.05以上），ウィルコクソンの検定を適用した．検定の結果，大学1年生のときと大学4年生のときの中央値に有意差を認め（$p<0.05$），大学1年生のときと大学4年生のときとで1日の勉強時間に差があった．

6. ノンパラメトリック法による結果の解釈における注意点

1）有意差がある（$p<0.05$ もしくは $p<0.01$）場合

・実質的な差（臨床的に意味のある差）があるかを検討する．
・実際の差は，小さな差でしかない可能性がある．

2）有意差があるとはいえない（有意差がない）場合

・標本の大きさ（n）が小さい可能性がある．
・n が大きい場合（$n>100$）は，有意差があるとはいえないことを強く示せる．

■参考文献

1) 対馬栄輝．SPSSで学ぶ医療系データ解析―分析内容の理解と手順解説，バランスのとれた医療統計入門，第2版．東京図書；2016．p.57-84．
2) 石村貞夫ほか．すぐわかる統計用語．東京図書；1997．
3) 市原清志．バイオサイエンスの統計学―正しく活用するための実践理論．南江堂；1990．p.50-60，p.90-100．
4) 対馬栄輝．よくわかる研究法15　統計解析の進め方①―統計学の基礎．理学療法2011；28（5）：713-22．
5) 対馬栄輝．よくわかる研究法16　統計解析の進め方②―差の検定．理学療法2011；28（6）：817-27．

ここがポイント！
図6の例のように有意差がある場合，それぞれの勉強時間の中央値である2（1〜2時間未満）と3（2〜3時間未満）との差は，意味のある差であるかどうかを検討した解釈が必要である．一方，有意差がない場合では，標本の大きさ（n）が十分であるかどうかを検討した解釈が必要である．

LECTURE
6

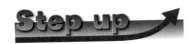

1. 差の検定の選択手順

Lecture 4〜6 で，さまざまな差の検定について学習してきた．ここで総括する．

図1は，対応のある2変数または対応のない2変数における，差の検定の選択のためのフローチャートである．

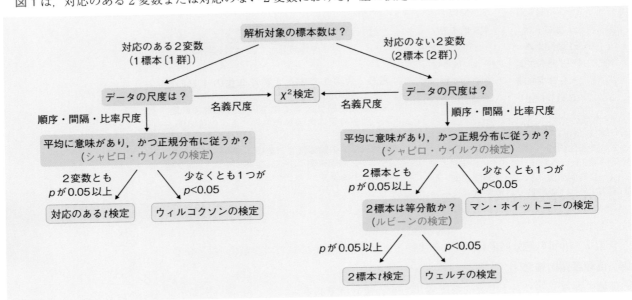

図1　差の検定の選択手順の流れ

2. ノンパラメトリック法による差の検定で必要な標本の大きさ（n）と効果量の関係

効果量（effect size）とは，差の程度を表す指標である（Lecture 3 Step up，Lecture 5 Step up 参照）．データの単位や標本の大きさ（n）に左右されない標準化された指標であるため，他の結果（差の程度）と比較できる．効果量が"中"とは，差の程度が「中等度の差の大きさである」ということである．

・マン・ホイットニーの検定の場合（1群あたりの標本数）……効果量が"中"：$n \geq 67$/効果量が"大"：$n \geq 27$
・ウィルコクソンの検定の場合……効果量が"中"：$n \geq 35$/効果量が"大"：$n \geq 15$

■参考文献
1) 対馬栄輝．SPSS で学ぶ医療系データ解析—分析内容の理解と手順解説，バランスのとれた医療統計入門，第2版．東京図書；2016．p.57-84.
2) 対馬栄輝．医療系研究論文の読み方・まとめ方—論文の PECO から正しい統計的判断まで．東京図書；2010．p.94-116.

小問題

1. ノンパラメトリック法による差の検定結果を提示する場合に適切な情報はどれか．（複数回答）

　①平均　②標準誤差　③中央値　④四分位範囲　⑤標準偏差

2. ウィルコクソンの検定の適用条件とはどのようなものか．

3. ある高校に通う学生（$n=240$）について，男性（$n=116$）と女性（$n=124$）で運動習慣に違いがあるかを検討することとし，運動習慣は ¦0：しない，1：月に数回，2：週に数回，3：ほぼ毎日¦ の4段階で評価した．適切な検定手法は下記のうちどれか．

　①対応のあるt検定　②ウィルコクソンの検定（ウィルコクソンの符号付き順位検定）　③2標本t検定　④ウェルチの検定　⑤マン・ホイットニーの検定（ウィルコクソンの順位和検定）

（解答は p.130）

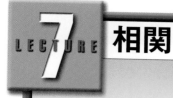

相関

LECTURE
7

到達目標

- 相関について理解する.
- 相関係数について理解する.
- 相関の検定について理解する.
- 相関をみるときの注意点を理解する.

この講義を理解するために

　この講義では，2つの変数の関係を表す相関について学びます．最初に，相関とは，どのようなものなのか，何を知ることができるのかについて理解します．次に，相関係数，相関の検定の手順について解説し，解析によって得られた結果の解釈方法を説明します．

　相関は簡単で理解が容易ですが，誤解を招く可能性も高い手法です．正しく解釈を行うための注意点を提示します．

　相関を理解するために，数学的な知識はほとんど必要ありません．しかし，以下の点については復習，予習をしておきましょう．

　　□ 相関とは何かの概略を学習しておく.

　　□ 相関係数の意味を復習しておく.

　　□ 検定（何をするものなのか，結果で得られる p の意味）に関する知識を学習しておく.

講義を終えて確認すること

　　□ 相関の意味を理解できた.

　　□ 相関係数と相関の検定の意味を理解できた.

　　□ 相関をみるときの注意点を理解できた.

1. 相関とは

相関 (correlation)

相関とは，2つの変数の関係を意味する．ここで，身長と体重の散布図を提示する（図1）．これをみて，「体重が重い人は身長も高い」とか「体重が軽い人は身長も低い」という関係を思いつくはずである．これが相関である．世の中では相関というよりも，関係とか関連と述べることが多いだろう．

統計学では，相関とよく似たものに回帰分析（次章を参照）という手法がある．相関も回帰分析も2つの変数の関係を見る点では共通である．しかし，意味としては異なる部分がある．

相関では上述の通り，2つの変数どうしの関係をみる．食事量と体重の関係として，食事量が多いと体重が重い，食事量が少ないと体重は軽い，という2つの変数の関係は相関である．回帰分析は，結果と思われる変数に対して原因と思われる変数の影響，因果関係をみるものである．食事量が多い（原因）と体重は重くなるか（結果）？ということを知りたいなら，回帰分析の適用となる．

相関も回帰分析も変数同士の関係をみるものであるが，回帰分析は因果関係に特化しており，相関の範囲に入る手法である．

散布図をみたときに，一方の変数が大きくなると他方の変数も大きくなる相関関係を正の相関（図2a）という．変数の間に全く関係がないときは無相関（図2b）といい，一方の変数が大きくなると他方の変数は小さくなる相関関係を負の相関（図2c）という．

正の相関 (positive correlation)

無相関 (no correlation)

負の相関 (negative correlation)

2. 相関係数

1）相関係数とは

相関は変数同士の関係をみるものであるが，どれくらいの関係なのかについては不明であった．相関の程度を表す指標として相関係数がある．

以下に相関係数の特徴を述べる．

・相関係数は r と記述されることもある．
・相関係数は -1〜1 の範囲で示される．
・相関係数が0のときは無相関である．
・相関係数が＋のときは正の相関関係を示し，数値が高いほど関係が強い．相関係数が1のときは完全な直線関係となる．

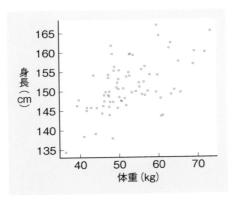

図1 身長と体重の散布図

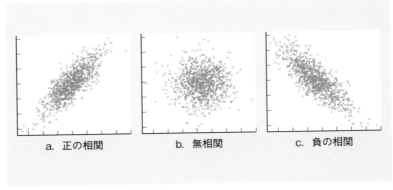

a. 正の相関　　　b. 無相関　　　c. 負の相関

図2 相関の方向

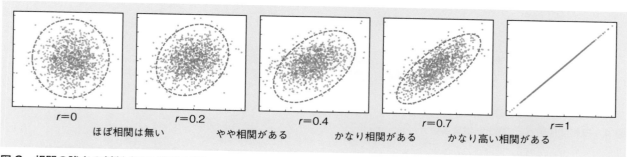

図3　相関の強さの判断（正の相関の例）

・相関係数が－のときは負の相関関係を示し, 絶対値としたときに数値が高いほど
　関係が強い. 相関係数が－1のときは完全な直線関係となる.

　以上について, 正の相関に関する例を**図3**に挙げる. 相関係数の大きさは,

　・$r \leqq 0.2$　　　：ほぼ相関はない

　・$0.2 < r \leqq 0.4$：やや相関がある

　・$0.4 < r \leqq 0.7$：かなり相関がある

　・$0.7 < r$　　　　：かなり強い相関がある

と解釈する. **図3**は正の相関なのでデータが右上がりに並んでいるが, 負の相関の
時は右下がりとなる. また, 負の相関ではrは負の値となるが, 絶対値にして**図3**と
同様に大きさを解釈する.

2) 相関係数の種類

　相関係数は大きく分けて, ピアソンの相関係数と, スピアマンの順位相関係数がある.

（1）ピアソンの相関係数

　ピアソンの相関係数は, 単に相関係数, または積率相関係数などとも呼ぶ. 正規分
布に従う変数の関係をみるときに適用される.

（2）スピアマンの順位相関係数

　スピアマンの順位相関係数は, 順位相関係数などとも呼ぶ. これは, 正規分布に従
わない変数が少なくとも1つ, もしくは両方の場合の関係をみる. ピアソンの相関係
数がrと記述するのに対して, スピアマンの順位相関係数は特に決まった記号表記は
ない. よくみられるのは, r_sとかρ（ロー）と記述されることが多い.

3) 相関係数の有意確率

　パソコンの統計ソフトを使って相関係数を求めると, 相関係数の他にp値も出力さ
れる.

　このp値が意味するところは, これまでの講義で述べてきた有意確率pと同じもの
である.

　最初に, $n = \infty$の母集団があるとする. 例えば健常な成人∞人の集団と考え, その
母集団の身長と体重の母相関係数が0（無相関）とする. 母集団の相関係数は特に母
相関係数と呼びρ（ロー）で記すので, $\rho = 0$である（**図4**）.

　ここから$n = 10$の対象者（標本）を取り出し, その10名の身長と体重の標本相関
係数を求めたら$r = 0.1$だったとする. なお, 実際の対象者から求めた相関係数は,
標本相関係数と述べるのが正しい. しかし, 一般には標本相関係数を相関係数と述べ
ている.

　相関係数が$r = 0.1$だったとき, 母相関係数が$\rho = 0$となる確率がどれくらいなのか
を計算して求めるのが有意確率pである. $p < 0.05$のように小さいときは$\rho = 0$とは
考え難いので, 有意に母相関係数$\rho = 0$ではない, と判断する.

MEMO

相関係数の大きさの解釈は特に
定まった基準はなく, 本書では一
般的な判断を述べている.
したがって, 必ずしも本書の基準
で判断する必要はないが, 判断
基準が不明な場合には, 本書の
基準を参考にすればよい.

LECTURE
7

ピアソンの相関係数（Pearson's
correlation coefficient）

スピアマンの相関係数（Spear-
man's rank correlation coeffi-
cient）

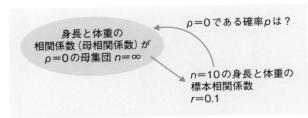

図4　母相関係数ρと（標本）相関係数r

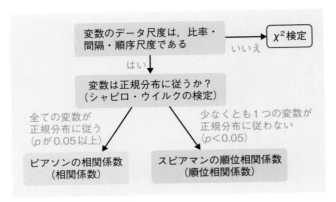

図5　相関係数の選び方

したがって，
・有意確率は，その標本の母相関係数が$\rho = 0$である確率
・（標本）相関係数は，対象者（標本）から得られる実際の相関係数
を表している．

相関の検定の手順としては，$\rho = 0$ではないことを確認してから，実際の相関係数はどれくらいの大きさかを評価する．例えば$\rho = 0$のとき，いくら対象者の相関係数が$r = 0.5$で大きくても，真は$\rho = 0$なのである．相関係数が大きかったのは単なる偶然に過ぎない．

3．相関の検定と相関係数を求める手順

1）仮説の設定
・帰無仮説　$H_0 : \rho = 0$（母相関係数は0である）
・対立仮説　$H_1 : \rho \neq 0$（母相関係数は0ではない）

2）統計手法の選択
図5のフローチャートを参照しながら，以下の項目に該当するかを確認する．

（1）尺度
2つの変数の尺度が，順序尺度・間隔尺度・比率尺度であれば，次の検討に進む．2つの尺度が名義尺度であれば，χ^2検定（Lecture 10 参照）を選択する．

（2）分布
解析の対象とする変数が，正規分布に従うデータかを確認する．正規性の検定としてはシャピロ・ウイルクの検定を用いるのが簡単である．

シャピロ・ウイルクの検定の結果，2変数ともpが0.05以上の場合は，ピアソンの相関係数を求める．少なくとも1変数が$p < 0.05$の場合は，スピアマンの順位相関係数を求める．

MEMO
正規性の検定は，シャピロ・ウイルクの検定を用いる．

3）有意確率
有意確率を見て，
①$p < 0.05$なら帰無仮説を棄却し，「有意水準5％で有意な相関がある」と判定する．
②pが0.05以上なら帰無仮説を棄却できないので，「有意な相関があるとはいえない」と判定する．

なお，"有意な相関がある"とは，"$\rho \neq 0$"という意味に等しい．統計ソフトからは，これ以外にt値や自由度も出力されるが，解釈上はp値と相関係数のみの判断で十分である．

4) 信頼区間の推定

差の検定 (Lecture 4 参照) と同様に相関の検定でも信頼区間 (Lecture 3 参照) が出力される統計ソフトもある. 理解が難しいときは, 無理に確認する必要はない.

なお, 信頼区間と p 値は差の検定のときと同じ意味がある.

4. 相関の検定と相関係数を求める例

例題

地域在住の高齢者 10 名を対象に, 身長, 体重, 握力を測り, これらの相関を確認したい (表1). 身長と体重, 体重と握力に有意な相関があるか, 相関があるとすればどれくらいかを知りたい.

検定手順と検定結果

(1) 仮説の設定

体重と握力

- 帰無仮説　体重と握力の母相関係数は 0 である ($\rho = 0$).
- 対立仮説　体重と握力の母相関係数は 0 ではない ($\rho \neq 0$).

身長と体重

- 帰無仮説　身長と体重の母相関係数は 0 である ($\rho = 0$).
- 対立仮説　身長と体重の母相関係数は 0 ではない ($\rho \neq 0$).

(2) 統計手法の選択

①尺度

身長, 体重, 握力とも, 比率尺度のデータである.

②分布

シャピロ・ウイルクの検定の結果は以下の通りである.

- 身長の有意確率：$p = 0.9248$
- 体重の有意確率：$p = 0.1493$
- 握力の有意確率：$p = 0.0414$

握力だけが $p < 0.05$ で正規分布に従わない. 身長, 体重は正規分布に従わないとはいえなかった (正規分布する).

(3) 検定と相関係数の算出

握力だけが正規分布に従わないので,

- 体重と握力の相関の検定と相関係数→スピアマンの順位相関係数
- 身長と体重の相関の検定と相関係数→ピアソンの相関係数

を求める. その結果,

- 体重と握力の検定結果は $p = 0.3870$, スピアマンの順位相関係数 $r_s = 0.3077$
- 身長と体重の検定結果は $p = 0.1672$, ピアソンの相関係数 $r = 0.4732$

であった. この結果から, 身長と体重, 体重と握力, それぞれで有意な相関があるとはいえなかった.

有意な相関がない場合は, 相関係数の大きさの評価は行わない.

(4) 散布図の確認

相関の検定を行う際には, 散布図を観察するようにする. 3 変数以上の相関では, 全ての組み合わせの散布図である散布図行列を観察する.

実際に, 出力された散布図行列は**図6**のようであった. 散布図を見る限りでは, 身長と体重に正の相関があるように見える. 体重と握力の相関はありそうにみえない. 散布図行列では, 全ての組み合わせの散布図が出力されるので, 身長と握力の関係も観察できるが, これも相関があるように見えない.

表1　地域在住高齢者のデータ

身長 (cm)	体重 (kg)	握力 (kg)
149.9	47.6	21
149.7	65.7	25
155.4	50	22
143.6	60.7	13
156.3	48.9	22
153.1	49.9	12
161.2	62.8	24
157.7	65.2	22
138.4	41	24
145.8	41.8	18

LECTURE **7**

散布図 (scatter diagram)

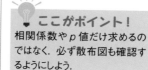

ここがポイント！
相関係数や p 値だけ求めるのではなく, 必ず散布図も確認するようにしよう.

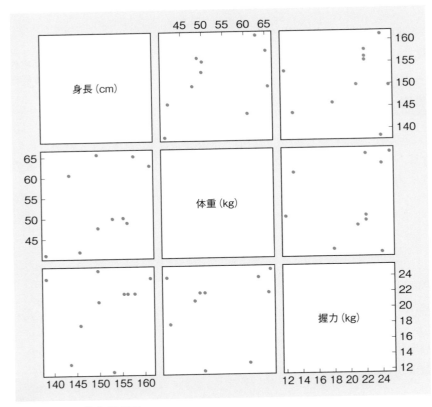

図6　例題の散布図行列

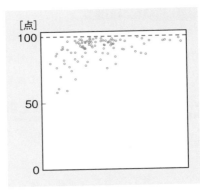

図7　天井効果の見られるデータ

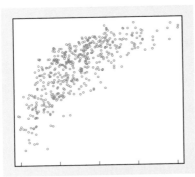

図8　曲線的な増加を示すデータ

（5）結果の記載

相関の検定の結果，体重と握力のスピアマンの順位相関係数は $r_s = 0.3077$ で有意ではなく，身長と体重のピアソンの相関係数も $r = 0.4732$ で有意ではなかった．

5. 適用の注意点

1）散布図の観察

上述の例では散布図（行列）も観察した．実際に相関係数の示す通りの関係になっているかについて，必ず散布図も描いて観察するようにする．

図7 のような散布図は，上限の 100 点付近の者が多く偏り，2 変数の関係は不自然なものとなっている．これを天井効果というが，天井効果がみられるようであれば，相関係数を示すこと自体に問題があるかもしれない．逆に下限値にデータが集中する床効果というものもある．

また，**図8** のような，曲線的な増加を示すデータもある．ほぼ間違いなく正規分布していないデータなのでシャピロ・ウイルクの検定結果は $p < 0.05$ となり，スピアマンの順位相関係数が選択されるはずだが，見逃しもある．検定は万全ではないので，グラフによる観察が重要な作業となる．

2）ほかのデータの影響

散布図を観察し検討するだけでは不十分なこともある．例えば，下肢（脚）の筋力と 10 m 直線距離の歩行速度の相関を調べたくて，**図9a** のような散布図を描いた．一般的には下肢の筋力が強いほど，歩行速度も速いはずであるが，散布図をみる限り負の相関を示している．そこで，データを地域別に分けることにより，**図9b** のように各々の群で正の相関を呈した．地域 A のデータでは女性が多く筋力は弱いが，運動習慣が多いために歩く速さが速い対象であり，地域 C のデータでは男性が多いが

天井効果（ceiling effect）

床効果（floor effect）

58

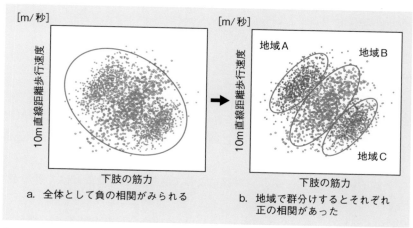

a. 全体として負の相関がみられる

b. 地域で群分けするとそれぞれ正の相関があった

図9　天井効果の見られるデータ

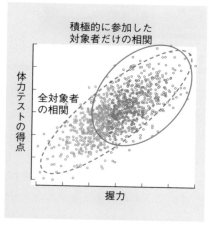

図10　選択バイアスのあるデータ

運動習慣がかなり少ない対象が多いなど，対象者の属性が異なることにより相関が逆に表れていた．

　相関係数は，2つの変数の関係を表すものであるが，複数の要因の関係をみると，全く見当違いだったということもある．

3) 選択バイアスの影響

　どのような対象者を選ぶかによっても相関係数は変わる可能性がある．先ほどの**図9**の例はその一つである．地域Aから女性しか選ばれないとか，地域Cからは男性しか選ばれないなどの対象者を選ぶときの偏り（バイアス）は，選択バイアスと呼ばれる．

　選択バイアスのあるデータとして**図10**の散布図を考える．体力テストと握力の関係をみたいために，被検者を募った．もともと体力に自信がなくて，運動にも関心のない人は，参加しないだろう．逆に，体力に自信があって運動にも関心のある人は参加したがるかもしれない．もし，全対象者であれば**図10**の点線部分のような相関を示すはずだが，積極的に参加した対象者だけの相関では相関係数の値が異なる可能性もある．

　相関は，直感的に理解しやすいが，思わぬ点を見逃す危険性も高い手法である．重回帰分析（Lecture 9参照）や多重ロジスティック回帰分析（Lecture 14参照）は，こうした欠点を補う手法でもある．

■参考文献

1）医療系研究論文の読み方・まとめ方—論文のPECOから正しい統計的判断まで．東京図書；2010．p.138-52．

MEMO

臨床研究で起こる代表的なバイアスには，選択バイアス，情報バイアス，交絡バイアス（単に交絡と呼ぶ場合もある）がある．
選択バイアスは，対象者を選ぶときに，特定の年齢層とか特定の性別などに偏った対象を選ぶことである．

選択バイアス（selection bias）

情報バイアス（information bias）

交絡バイアス（confounding bias）

LECTURE
7

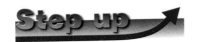

1. 疑似相関

　相関係数が高かったとしても，本当にその関係は高いのかと疑ってかかるべきである．例えば，アイスクリームが売れると蚊に刺される人が増える，という相関関係があったとする．これは，気温の高い夏の季節の特徴が原因であり，アイスクリームと蚊に刺されることに直接，因果関係はない．この見かけ上の相関関係を疑似相関（spurious correlation）という．

　相関係数は，2つの変数の関係を数字で客観的に表すものであり，計算によって数値を求めることはできるが，相関が高いから因果関係があるとはいえない．

　相関は何かの法則発見のために非常に有効であるが，専門的な判断と，次に続く回帰分析などの手法で補足して，因果関係を明確にしていく必要がある．

2. 交絡と交絡因子

　交絡とは，交絡因子の存在する因果関係である．交絡は疑似相関に含まれるものである．しかし，因果関係を考えるときに問題になるので回帰分析（Lecture 8 参照）で扱われるのが一般的である．

　例えば，運動習慣と身体活動量の関係を知りたいとする（図1）．運動習慣が多いほど，身体活動量が高いと考えている．しかし，対象者は若い人から高齢者まで幅広く，むしろ若い人の方が運動習慣は多いとすれば，身体活動量には運動習慣ではなく年齢の方が影響しているかもしれない．このように，背後に影響する可能性のある変数が存在することを交絡と呼び，年齢が交絡因子となる．

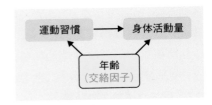

図 1　交絡の例

　交絡の排除には重回帰分析（Lecture 9 参照）や多重ロジスティック回帰分析（Lecture 14 参照）を用いて対処することが多い．

■参考文献

1）医療系研究論文の読み方・まとめ方—論文のPECOから正しい統計的判断まで．東京図書；2010．p.138-152.

小問題

1. ピアソンの相関係数とスピアマンの順位相関係数の使い分けを説明せよ．

2. 表は，対象者64名の握力，身長，体重を測定し，これらの相関係数を求めた結果である．

　　この表を見て，次の設問に答えよ．

　①「2. 相関係数表」では握力と身長，握力と年齢，身長と年齢の相関係数を表示している．「1. シャピロ・ウイルクの検定の結果」を見て，それぞれがピアソンの相関係数，スピアマンの順位相関係数のいずれか，考えてみよう．

　②どの変数同士の相関が有意な結果となっているか？

　③また有意な相関があった場合は，その大きさも評価してみる．

（解答は p.130）

表　握力，身長，年齢の相関（$n=64$）

1. シャピロ・ウイルクの検定の結果

変数名	p 値
握力	0.0011
身長	0.1009
年齢	0.0000

2. 相関係数表（数値は相関係数）

	握力	身長	年齢
握力	1.0000	0.7665	−0.0854
身長		1.0000	0.0488
年齢			1.0000

3. 相関の検定結果（数値は p 値）

	握力	身長	年齢
握力	1.0000	0.0000	0.5025
身長		1.0000	0.7016
年齢			1.0000

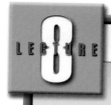

回帰分析

到達目標

- 回帰分析の概略について理解する.
- 相関と回帰の使い分けについて理解する.
- 回帰分析がどのようなときに選択されるかを理解する.
- 回帰分析によって得られた結果の解釈と注意点を理解する.

この講義を理解するために

　この講義では，2変量の関係性のうち，回帰分析について学びます．回帰式や算出される統計量のもつ意味について理解し，正しく結果を解釈できるように説明します．回帰分析の結果は統計ソフトを使えば容易に出力できますが，用いるデータの特性を事前に判断しておく必要があります．

　回帰分析を学ぶにあたって，以下の点について学習しておきましょう．

□ データの尺度，データの分布に関する用語や散布図について復習しておく.

□ 相関係数の検定に関する知識を整理しておく.

□ 推定と検定の違いについて，確認しておく.

講義を終えて確認すること

□ 回帰分析の概略について理解できた.

□ 相関と回帰の使い分けについて理解できた.

□ 回帰分析によって出力される結果の意味を理解できた.

□ 回帰分析の結果に及ぼす要因について理解し，適用の方法について理解できた.

□ 回帰分析における注意点を理解できた.

1. 回帰分析の概略

Lecture 7で学んだのは，変数 X と変数 Y の2変量のあいだにどの程度相互関係があるか，ということである．この次の段階として，変数 X の値から変数 Y を予測することを考えていく．この予測する目的となる値（変数 Y）を従属変数（目的変数）といい，説明に用いられる値（変数 X）を独立変数（説明変数）という．独立変数と従属変数のあいだの関係にある2変量があるとき，独立変数 X から従属変数 Y を予測し，そのあてはまりを見ていく．

身長と握力の関係について考えてみると，次のようになる．独立変数は身長で従属変数が握力となる．身長から握力を予測するなかで，身長がどの程度握力を予測することができるかを分析し，それらの関係性を予測式として示すものが回帰分析である．

実際に握力を予測するには，身長という1要因のみではなく，性別や年齢など複数の要因を併せて用いることが妥当と考えられるが，独立変数は少ないほどよいとされることから，最初に単回帰分析を試してみることをすすめる．独立変数が1つの場合を単回帰分析（**図1a**），複数の場合を重回帰分析（**図1b**，Lecture 9参照）といい，ここでは単回帰分析（以下，回帰分析）について学んでいく．

2. 相関と回帰の違い

Lecture 7で解説した相関とこの講義で扱う回帰の違いについて整理する．相関は連続量（定量的データ）である2変量に直線的な関係があるかどうか，その関連の強さを確認する手法である．一方，回帰は独立変数から従属変数をどの程度予測（説明）できるのか確認する手法である．上記のように，身長（独立変数）から握力（従属変数）を予測するのが回帰分析である．2変量の関係について直線的な関係があるかどうかについて相関の有意性から判断するのが相関の解析であり，相関係数（|r|）の大きさから関係の強さを確認する．相関においては2変量が対等であり，入れ替わっても関係は変わらないが，回帰では2変量を入れ替えると異なる回帰直線が得られ，予測式自体が大きく異なる．したがって，回帰分析を行う際は，目的に応じた独立変数と従属変数の設定が重要である．

また，**図2**に示すように，相関は2変量について散布図から変数間の関係性がどれだけ直線的であるかをみているのに対して，回帰は散布図がどのような直線を基準にばらついているのかを示している．ばらつきの程度を検討する相関の解析と，両変数の関係を示す直線に着目して検討する回帰分析の手法の違いを，**表1**にまとめて示す．相関の解析を行う際にも回帰の解析を行う際にも，最初に散布図でデータを確認することが重要である．

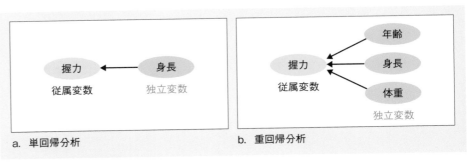

a. 単回帰分析　　　　b. 重回帰分析

図1　単回帰分析と重回帰分析

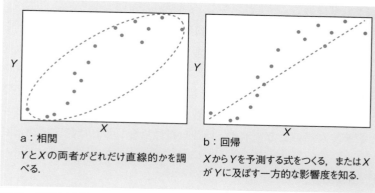

表1　相関・回帰分析の手法一覧

	パラメトリック法	ノンパラメトリック法
相関（2変数）	ピアソンの相関係数	スピアマンの順位相関係数
相関（3変数以上）		偏相関係数*
回帰（2変数）		単回帰分析*
回帰（3変数以上）		重回帰分析*

*ノンパラメトリック法が存在しないわけではないが，汎用の統計ソフトでは，ほとんどがプログラムされていない．

（対馬栄輝. 医療研究論文の読み方・まとめ方. 東京図書；2010. p139[1]）

a：相関
YとXの両者がどれだけ直線的かを調べる.

b：回帰
XからYを予測する式をつくる，またはXがYに及ぼす一方的な影響度を知る.

図2　相関と回帰
（対馬栄輝. 医療研究論文の読み方・まとめ方. 東京図書；2010. p138[1]）

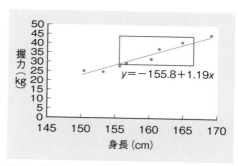

$$y = -155.8 + 1.19x$$

図3　散布図と回帰直線
身長を独立変数 X，握力を従属変数 Y とした回帰直線.

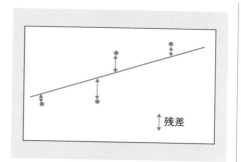

残差

図4　最小2乗法
図3グレー枠内の拡大. 実測値●と回帰式からの距離（残差）の2乗の和が最小となるように回帰式を作成する.

LECTURE
8

3. 回帰式

回帰分析では，従属変数 Y と独立変数 X の2変数間の関係について下記のように一次式で表す.

$$Y = a + bX$$

これを回帰式または線形回帰式という. 回帰分析とは，このような直線を定義する a（切片 [定数]）と b（傾き）を求めることである. 傾きと切片がわかれば，独立変数 X（たとえば身長）から従属変数 Y（たとえば握力）を予測することはできる. b を回帰係数といい，独立変数 X が1変化すると従属変数 Y がどの程度変化するのかを示す指標となる. a は独立変数 X が0の場合の従属変数 Y の値を示す. 回帰式をグラフに示したものを回帰直線と呼ぶ.

1）最小2乗法と残差

回帰直線（図3）は，散布図上の各点までの垂直距離の2乗の合計が最小となるように直線（図4）が決定される. これを最小2乗法という. 最小2乗法に基づいて導かれた回帰式 $Y = a + bX$ では独立変数 X に対して予測される従属変数 Y の値のすべての点が回帰直線上に位置することとなる. しかし，実際にはバラツキが存在し，実測値とは差がみられる. この求める回帰直線と実測値のあいだの Y 軸に平衡な垂直距離を残差という. 残差は0を中心とした正規分布に従うと仮定することができ，また，残差は Y 軸に対応したものであることから，独立変数 X と従属変数 Y が入れ替わると回帰直線が異なる.

📝 MEMO
線形回帰式によって成り立つ考え方を「線形モデル」ともいう.

📝 MEMO
「誤差（error）」は求めようとする真の回帰式から算出される値と実際のデータとの差を表す. 真の回帰式はあくまでも理論的なものであるため，誤差を計算で求めることはできない. 一方「残差（residual）」は，実際のデータを用いて推定された回帰式から算出される値と実際のデータとの差を表すため，誤差とは異なり残差は計算で求められる.

2) 回帰係数と標準回帰係数

回帰は予測する手法のほかに，従属変数 Y に対する独立変数 X の影響度を調べるために利用することもできる．具体的には，回帰式 $Y=a+bX$ において直線の傾きを示す回帰係数 b の値から影響度の大きさを確認する．b は得られたデータの変数を用いて求めた回帰係数であるため，ソフトなどを用いて変数が標準化された標準回帰係数で確認する．標準回帰係数は，すべての変数の標準化を行ったうえで算出され，|1| に近いほど影響度が高いことを示す．回帰分析の場合，これは相関係数と同値となる．

MEMO

統計ソフト R を使用した場合，決定係数 (r^2) は「Multiple R-squared」で表され，自由度調整済み決定係数 (R^2) は「Adjusted R-squared」で表される.

3) 決定係数 R^2（寄与率）

回帰分析を行い，回帰式を求めたときには，その回帰式が統計学的に有意なものであるかどうかの確認とともに，その回帰式が実際のデータに対してあてはまりのよさを確認する必要がある．決定係数は寄与率ともいい，回帰式から得られた予測値 Y と実測値 Y との相関係数 (r) を 2 乗した値 (R^2) を用いる．Lecture 7 で解説した相関係数が，2 変数間にどの程度の直線性が認められるかという指標でもあるのに対して，決定係数は一方の変数によって他方の変数がどの程度影響を受けるのかを示す指標となる．

$r=0.9$ の場合，$R^2=0.81$ となる．すなわち，従属変数に対して独立変数は81％の寄与率を有することになる．$r=0.5$ の場合には $R^2=0.25$ となり，25％の寄与率になる．

このように，相関係数がたとえ有意であったとしても，決定係数は小さくなることもある．基本的に 100％予測することは困難であることから，$|r|$ が 0.7 よりも大きい（かなり高い相関がある）と寄与率が約 50％を超えることとなり，適合が良いと判断される．

4. 回帰分析の手順

1) 仮説の設定

回帰分析における有意性の判断として，「回帰式が成立する」すなわち「回帰係数が 0 ではないこと」を示す必要がある．そのため，

・帰無仮説①：回帰式は成立しない（回帰係数不定）
・帰無仮説②：回帰係数が 0 である

となる．

帰無仮説①について，変数 X は特定の値しかとらないため，X に対する Y の値は無数に存在し，グラフを描けば特定の変数 X において縦にすべての変数 Y が分布するようになる（**図 5a**）．この状態では，回帰式が直線的にみえても，ある変数 X の値に対して変数 Y の値を一意的に決定することは不可能である．

一方，帰無仮説②については，グラフを描けば変数 X がいくら変化したとしても変数 Y の値が一定値を示す（**図 5b**）．この状態では，やはり回帰式が直線的にみえても，変数 Y の値が変化しても Y が変化せず，変数 X と変数 Y のあいだには関係がない．

2) 統計手法の選択

(1) 尺度

回帰分析は，独立変数 X から従属変数 Y をどの程度予測（説明）できるのか確認する手法である．2 変数はそれぞれ連続変数であり，数値で表される定量的データである間隔・比率尺度であることが望ましい．

(2) 分布

分析に先立ち，まずは 2 変数間がどのように分布しているか散布図を用いて確認す

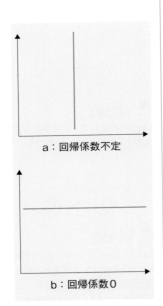

a：回帰係数不定

b：回帰係数 0

図 5　回帰係数が不定の場合と 0 の場合

る．ここで独立変数 X, 従属変数 Y, 残差がそれぞれ正規分布していることも確認する．従属変数 Y が正規分布せず片方に裾野を引くような分布の場合，外れ値が存在する可能性が示唆される．外れ値が存在する場合，最小 2 乗法を用いていることから回帰式の傾きにその外れ値による影響が表れる．

3）検定処理と p 値の算定

回帰分析を行うには，2 変量間に直線的関係が成立していることが条件となるため，事前に相関係数を求め，統計学的に有意な相関があることを確認しておく．次に，独立変数 X および従属変数 Y を選択してから，回帰式 $Y=a+bX$ を作成する．

相関係数（r）を 2 乗した決定係数（R^2）は，回帰式のあてはまりのよさを示す．決定係数が 0.5 以上あれば回帰式のあてはまりが良いとされるため，予測精度してとらえる．

4）信頼区間の推定

回帰係数の信頼区間は，標本から求めた回帰式の傾きがどの程度の幅をもって変化する可能性があるのかを示す．同時に，y 切片の信頼区間は，回帰式が y 軸についてどの程度の幅で上下に変動するのかを示す．相関と同様，統計学的に有意な回帰式であっても，回帰係数の 95% 信頼区間についても確認することが大切である．

5. 回帰分析の例

例題

大学生 20 人の身長と体重の計測結果を**表 2** に示す．この結果をもとに，身長から体重を推定せよ．

検定手順と検定結果

（1）統計手法の選択

①尺度

身長は長さの単位（cm）で示され，体重は重さ（kg）で示されている．いずれの変数も尺度は比率尺度である．

②分布

身長と体重の関係について散布図を作成し，回帰分析が利用できることを確認する．また，2 変数がともに正規分布しているか，シャピロ・ウイルクの検定を行う．

（2）検定処理と p 値の算定

回帰分析に先立ち，変数間の相関係数を求めると $r=0.861$ であり，有意な相関が認められた．したがって，直線回帰分析が可能であると判定した．

最初に，身長（cm）を独立変数として回帰分析を行うと，**表 3** の通りとなった．定数とは y 切片のことである．得られた回帰係数と y 切片の統計学的有意性を検討するために，検定統計量を算出する．回帰分析の帰無仮説では t 統計量を算出し，t 値と t 分布をもとに帰無仮説の棄却の可否を判断する．この例題で算出された t 値の有意確率は 5% 有意水準を大幅に下回っているため，統計学的に有意であることが推測でき

MEMO

目的変数が正規分布していない場合の対処法として，ひとつには対数変換してみる方法がある．Step up 参照．

MEMO

回帰分析の結果は，通常散布図上に回帰直線を引いた図と，統計表を表示する．統計表については，表 3, 5 を参照．

MEMO

比率尺度の場合，スピアマンの順位相関係数が高いと正規分布が仮定できなくても回帰分析を行うことがある．その場合，散布図上に回帰式を重ね合わせて描き，外れ値などの影響がないか視覚的に確認するとよい．

LECTURE 8

表 2　身長（cm）と体重の計測結果

身長（cm）	体重（kg）	身長（cm）	体重（kg）	身長（cm）	体重（kg）	身長（cm）	体重（kg）
171.3	71.5	162.3	65.5	176.5	94.0	167.4	73.5
168.1	66.0	170.7	78.5	168.5	71.0	174.9	78.0
171.3	75.5	175.1	79.0	172.6	85.0	166.3	68.0
168.6	75.5	168.9	70.5	167.9	70.0	174.3	80.5
170.6	79.5	172.4	80.5	161.1	61.0	171.1	76.0

表 3 身長（cm）を独立変数としたときの回帰分析の結果

	回帰係数推定値	95%信頼区間下限	95%信頼区間上限	標準誤差	t 統計量	P 値	標準係数	Adjusted R-squared (R^2)
（定数）	−201.231	−282.091	−120.371	38.488	−5.228	<0.01		
身長	1.625	1.149	2.100	0.226	7.178	<0.01	0.861	0.7267

表 4 身長（m）と体重の計測結果

身長 (m)	体重 (kg)	身長 (m)	体重 (kg)	身長 (m)	体重 (kg)	身長 (m)	体重 (kg)
1.713	71.5	1.623	65.5	1.765	94.0	1.674	73.5
1.681	66.0	1.707	78.5	1.685	71.0	1.749	78.0
1.713	75.5	1.751	79.0	1.726	85.0	1.663	68.0
1.686	75.5	1.689	70.5	1.679	70.0	1.743	80.5
1.706	79.5	1.724	80.5	1.611	61.0	1.711	76.0

表 5 身長（m）を独立変数としたときの回帰分析の結果

	回帰係数推定値	95%信頼区間下限	95%信頼区間上限	標準誤差	t 統計量	P 値	標準係数	Adjusted R-squared (R^2)
（定数）	−201.231	−282.091	−120.371	38.488	−5.228	<0.01		
身長	162.5	114.910	210.018	22.635	7.178	<0.01	0.861	0.7267

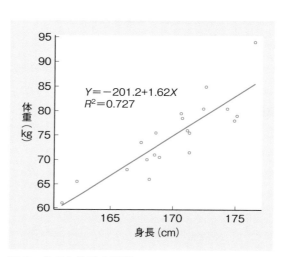

図6 身長と体重の関係

**LECTURE
8**

MEMO
この例題では，身長をcmとm
で表しただけであり，本来体重に
対する影響力は単位の影響を受
けない．

MEMO
95%信頼区間から考えると，回
帰式 $Y=a+bX$ において，a は
−282.1〜−120.4 の範囲を，
b は 1.149〜2.100 の範囲をと
ることになる．すなわち，求められ
た 回 帰 式 は $Y=-201.2+$
$1.625X$ であるが，この回帰式
が 95 ％ 信 頼 性 として $Y=-$
$282.1+1.149X$ や $Y=-$
$120.4+2.100X$ などと変動す
る可能性があることを示している．

る．この結果から回帰式を表すと $Y=-201.2+1.625X$ となる．

今回の検定では身長の単位を cm として検討したが，身長は単位を m として示す
ことも可能である．単位を m に変更したものが**表4**だが，これに基づいて回帰分析
を行った結果を**表5**にまとめた．同じく回帰係数は統計学的に有意であり，回帰式
は $Y=-201.2+162.5X$ となる．ここで2つの回帰式を見比べてみると，単位がこと
なるために回帰係数が異なり，したがって，どちらの変数の影響力が大きいのか比較
できない．そこで，単位の影響を除外して影響度の大きさを比較するために標準回帰
係数を用いる．

表3と**表5**を比較すると，身長の単位が cm でも m でも標準回帰係数は 0.861 で，
影響度の大きさは同じであることが確認できる．また，相関係数を2乗した決定係数
R^2 は 0.727 であり，あてはまりがよいと判定できる．

図6に散布図と回帰直線，回帰式を示す．

（3）信頼区間の推定

回帰分析における信頼区間は，回帰係数と y 切片のそれぞれについて算出される．

この例題の解析では，身長（cm）を独立変数とした場合，回帰係数の信頼区間は下限1.149〜上限2.100，y切片の信頼区間は下限−282.1〜上限−120.4となった．また，身長（m）を独立変数とした場合には，回帰係数の信頼区間は下限114.9〜上限210.0となった．y切片の信頼区間は身長（cm）の場合と同値である．

（4）結果の記載

表に計測結果が示された．大学生20人の身長（cm）と体重の関係を示す回帰式は，$Y=-201.2+1.625X$である．この回帰式は，決定係数R^2が0.727であることから，あてはまりの程度がかなりよいことを示している．

6．回帰分析を行う場合の注意点

1）直線性の確認

回帰分析を行う前に，散布図を描いて直線的関係が成立することを確認する．直線的関係は，データが存在する一定の範囲に限定して成立するものであり，その範囲を超えて予測式を使用するのは適切ではない（範囲制約性）．範囲を超えると，回帰直線の傾きが変わる場合や，直線性が担保されず曲線的になる場合などがあるので，解釈をする際には注意が必要である．さらに，その範囲内であっても，傾きの異なる回帰直線が組み合わさっていると感じられることも多いため，散布図を描いて傾向を確認する．

2）外れ値の影響

外れ値が存在すると，その外れ値によって回帰直線の傾きが変わってくる可能性があるため，外れ値によって回帰直線が影響を受けていないか確認する．特に，2変量のそれぞれが正規分布していないときには，散布図を確認し，外れ値の影響を考える．

3）因果関係の解釈

回帰分析は，独立変数Xから従属変数Yを予測しているだけであり，因果関係を示すものではない．Lecture 7 Step upの疑似相関で解説したように，変数間の関係において他の要因が関係して見かけ上，直線的な関係を示している場合もある．その場合には，独立変数Xと従属変数Yの間に因果関係があるとはいえない．

また，疑似相関以外の例として，身長と試験の成績との間で回帰分析を行った結果，回帰式が得られたと仮定する．しかし，この結果は従属変数Yと独立変数Xの間にたまたま直線的な関係がみられただけであり，身長が高いと成績が良くなるという因果関係を示すものではない．因果関係があることを示すためには，単に相関係数が高く，直線回帰が統計学的に有意に示せるだけではなく，理論的にも因果関係が説明できなければならない．

以上を踏まえ，要因となる側の独立変数Xを，結果となる従属変数Yよりも先に決定しておくことが必要である．たとえば，学習時間と成績との関係を考えた場合，学習時間が長ければ（要因）成績が良好となる（結果）が，成績が良好（要因）だから学習時間が長い（結果）わけではない．試験の成績は学習後に決まる結果でしかなく，両者の因果関係が入れ替わることはない．

MEMO
範囲を超えた値を予測式に代入することを外挿といい，範囲内の値を予測式に代入することを内挿という．

LECTURE 8

■引用文献

1）対馬栄輝．医療研究論文の読み方・まとめ方—論文のPECOから正しい統計的判断まで．東京図書；2010．p.138-9．

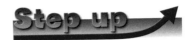

1. 2変量が正規分布していない場合の考え方──対数変換

　回帰分析では，解析に先立ち独立変数 X および従属変数 Y が正規分布していることが前提となっていることを説明した．このため，実際のデータが正規分布していないと回帰分析の対象から外されることがあるが，データのもつ特性や前提条件を確認することで解析が可能となる場合がある．

　例えば，下記の2変数間の関係は前提条件が異なる．

・変化量が比例関係
「独立変数 X が10増えるごとに従属変数 Y は50増える」
・変化率の比が一定
「独立変数 X が10%増えるごとに従属変数 Y は50%増える」

　変化量が比例関係にあるという前提の場合，これまでの説明から正規分布を確認し，回帰分析を行う．しかし，2変数間に変化率の比が一定となる関係が前提となる場合，実際のデータが正規分布を示していなくても各変数の対数変換を行うことによって正規分布へ近づけることが可能となる．そのまま最小2乗法を行う場合と対数変換をしてから最小2乗法を使う場合では分析結果も異なり，どちらを採用するかは決定係数 R^2 の大きさで判断することも可能である．いずれにおいても事前にデータをよく理解し，導かれた結果とその意義を十分考える必要がある．

2. 統計的有意性と臨床的意義

　統計解析における結果の解釈において注意すべきことの一つとして，統計学的有意性のみに着目するのではなく，臨床的意義を踏まえる必要がある．回帰分析についても，相関係数が高く，直線性が想定でき，回帰係数が統計学的に有意という結果が得られたとき，回帰係数の大きさの解釈については臨床的な吟味が不可欠である．2変量間に相関があり，直線性が担保され，$Y = a + bX$ の回帰式が成立しても，回帰係数の有意性は回帰係数が0ではないことを示しているにすぎない．「統計学的に有意である」ことは，帰無仮説が棄却されることでしかなく，臨床的意義と合わせて理解する必要がある．また，決定係数や自由度調整済み決定係数を用いると，異なる独立変数 X を用いた結果を比較することができ，決定係数や自由度調整済み決定係数の値が高いほど当てはまりが良いと判断することができる．

小問題

1. 相関係数の検定と回帰分析の違いを説明しなさい.
2. 回帰係数と標準回帰係数の違いについて説明しなさい.
3. 文部科学省「学校保健統計調査」より，年齢と身長（男子）の平均値を表にまとめた．年齢と身長の関係について回帰式を求め，ここから予測される11.5歳の身長を求めよ.

【年齢別　平均身長（男子：令和3年度）】

年齢（歳）	6	7	8	9	10	11	12	13	14	15	16	17
身長（cm）	116.7	122.6	128.3	133.8	139.3	145.9	153.6	160.6	165.7	168.6	169.8	170.8

（解答は p.131）

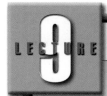

重回帰分析

LECTURE
9

到達目標

- 重回帰分析の概略について説明できる.
- どのようなときに重回帰分析を選択するか説明できる.
- 重回帰分析の結果を解釈して説明できる.
- 重回帰分析の注意点を説明できる.

この講義を理解するために

　この講義では，重回帰分析について学びます．重回帰分析の理論そのものより，どのようなときに重回帰分析を使用するのか，結果をどのように解釈するのか，重回帰分析ではどのような点に注意するとよいか，といった実際的な内容について説明します．

　重回帰分析を学ぶにあたり，以下の項目についてあらかじめ学習しておきましょう.

　　□ データの尺度を復習しておく.

　　□ 統計的仮説検定のしくみを復習しておく.

講義を終えて確認すること

　　□ 重回帰分析の概略について理解できた.

　　□ どのようなときに重回帰分析を選択するか理解できた.

　　□ 重回帰分析の結果を解釈できた.

　　□ 重回帰分析における注意点を理解できた.

1. 重回帰分析の概略

重回帰分析 (multiple regression analysis)

多変量解析 (multivariate analysis)

重回帰分析は，複数の変量を扱う多変量解析と呼ばれる統計手法の一つで，複数の独立変数から従属変数を比例式の和のかたちで予測したり説明したりするものである．たとえば，重回帰分析を用いることで，国家試験の成績という従属変数を卒業試験の成績や解剖学の成績，生理学の成績といった独立変数から予測する式を導き出すことができる．重回帰分析では，従属変数に対する独立変数の予測の影響の強さも調査できる．

卒業試験の成績から国家試験の成績を説明するように，1つの要因から別の要因を予測しようとする際，Lecture 8でみてきたように回帰分析を行う．しかし，ある事象を1つの要因のみで予測することは難しいことが多く，国家試験の成績の説明における予測要因は，卒業試験の成績以外にも考えられる．

その場合には，複数の独立変数を組み合わせることによって従属変数の精度を高めることが期待でき，卒業試験の成績だけで予測するよりも，解剖学の成績，生理学の成績といった複数の独立変数を利用することで，国家試験の成績という従属変数の予測精度が上がることが期待できる．

このように，重回帰分析は複数の独立変数を利用することで従属変数の説明精度が上がることが期待できる場合に利用する統計解析の手法である．重回帰分析に用いる独立変数は，原則として間隔・比率尺度を用いる．

なお，臨床場面では即座に判断することが要求されるため，数式を用いた予測は必ずしも実用的とはいえない．そのため，医療分野の研究では，重回帰分析は影響を強く与える要因の抽出や，影響の強さを調査するために用いることが多い．

ここがポイント！
一般に，リハビリテーション分野で最終的に求められる各種の活動能力は，単一の因子だけではなく，複数の因子の影響を受ける．そのため，リハビリテーション分野での研究では，重回帰分析のような多変量解析が，今後ますます盛んに用いられるようになってくると予想される．

2. 重回帰式

重回帰分析では，独立変数が複数になってはいるが，回帰分析と同様，従属変数とのあいだに予測式を作成しているにすぎない．

従属変数 Y を，独立変数 X_1，X_2 で表すとき，重回帰式は $Y = a + b \times X_1 + c \times X_2$ となる．また，このときの b や c を回帰係数という．

3. 重回帰分析の手順

重回帰分析を行う手順は，回帰分析の手順とほぼ同じである．前述したように，重回帰分析に用いる独立変数は，原則として間隔・比率尺度を用いる．

1) 仮説の設定

重回帰分析における有意性の判断としては，「重回帰式が成立する」すなわち，「重回帰係数が0ではない」ことを示す必要がある．

2) 統計手法の選択

重回帰分析の前には，独立変数の各因子と従属変数の関係を散布図に表して確認する（図1）．これを見て，①直線関係であるか（図1a，b），②外れ値があるか（図1c），③独立変数に対する従属変数のばらつきが著しくないか（図1d），といった点を確認する．直線関係でない場合や，独立変数に対する従属変数のばらつきが著しい場合には，重回帰分析を行うことは適切でない．外れ値がある場合は，入力ミスがないか，外れ値を除外しなくてよいかを検討する．

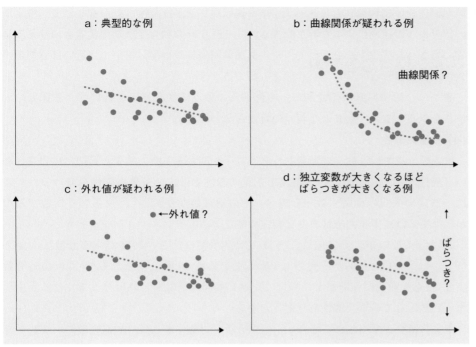

図1　散布図

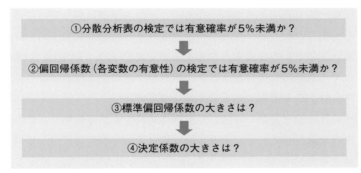

図2　重回帰分析の結果の読み方の手順

3）検定処理と p 値の算定

　使用する統計ソフトによって結果の出力はさまざまであるが，一般的には**図2**の手順で重回帰分析の結果を読めばよい.

（1）分散分析表の検定

　ここでは，重回帰式が役立つかどうか，有意性を解釈する. 分散分析の結果で出力された有意確率が5％未満であるときに，重回帰式が役立つと判定する.

　標準誤差は，残差つまりデータの値と重回帰式による推定値の差の平方根であり，残差の標準偏差となる. この値から，重回帰式による推定値からデータの値がどの程度散らばっているか，見積もることができる.

（2）偏回帰係数の検定

　偏回帰係数が重回帰分析に役立つかどうか，有意性を解釈する. それぞれの偏回帰係数の有意確率が5％未満の場合に，各変数が役立つと判定する.

（3）標準偏回帰係数の大きさ

　偏回帰係数は，どの独立変数が従属変数に対してどの程度の影響を与えているかを直接的には表していない. そこで，従属変数およびそれぞれの独立変数の平均を0，

ここがポイント！

冒頭でも記載したように，リハビリテーション分野の研究における重回帰分析では予測式の算出よりも影響を与える因子やその影響度を調査することに用いられることが多い. そのため，結果の解釈では標準偏回帰係数をみることが最も大切である.

表1　標準偏回帰係数の判断の目安

標準偏回帰係数	大まかな判定
0〜0.2	影響なし
0.2〜0.4	やや影響
0.4〜0.7	影響
0.7 以上	強く影響

多重共線性（multicollineality）

分散拡大要因（VIF：variance inflation factor）

MEMO
複数の変数を対象とする多変量解析の基本的な考え方として，$p < 0.05$ の変数のみを解析対象としたほうがよい，という原則がある（Lecture 14 参照）．

MEMO
総当たり法
変数選択法では，総当たり法という方法もある．これはすべての独立変数の組み合わせを計算するもので最適と考えられるが，計算に非常に時間がかかり，結果は変数増減法と変わらないことが多い．そのため，通常は効率のよい変数増減法が用いられている．

MEMO
統計ソフト IBM SPSS® では調整ずみ決定係数が出力される．

ダービン・ワトソン（Durbin-Watson）比

標準偏差を1に標準化して求めた「標準偏回帰係数」の大きさをみることで，各変数のばらつきの違いによる影響が除去され，それぞれの独立変数が従属変数に与える影響の大きさを解釈することができる．標準偏回帰係数は絶対値が1に近いほど影響が大きいと判断する．

表1に，標準偏回帰係数から，それぞれの独立変数が従属変数に与える影響の大きさをみるときの，大まかな判定の目安をまとめた．

（4）多重共線性

重回帰分析では，独立変数間どうしに高い相関があると，結果が適切に出力されない可能性がある．このような問題を多重共線性と呼ぶ．多重共線性を避けるためには，独立変数間の相関係数 r を調べ，その絶対値が 0.9 以上になる独立変数がみつかった場合は，多重共線性ありと判定する．

偏回帰係数の値の不安定性，あるいは信頼度の低さの尺度である分散拡大要因（VIF）は，$1/(1-R^2)$ で定義され（R^2：決定係数，r を 2 乗したもの，Lecture 8 参照），独立変数間に相関がない場合に比べて偏回帰係数がどれほど大きくなるかを示す．VIF > 10 で多重共線性ありと判定する．

多重共線性が検出された場合，重回帰分析で対処するには，独立変数のいずれかを重回帰式から取り除くことになる．

（5）変数選択法

重回帰分析では，多くの独立変数を組み込むことで重回帰式の精度は向上し，用いたデータを理論上よく説明するものとなるが，実際の予測に際してはかえってよくない結果をもたらすことがある．したがって，より多くの独立変数を用いるより，なるべく少数の独立変数で十分な説明力のある重回帰式を求め，これを活用するほうが望ましい．そこで，重回帰分析を行うとき，統計ソフトの多くはどのように変数を選択しながら計算を行うかを選択できるようになっている．

変数選択法には，独立変数を一括して重回帰式に投入する強制投入法や，そこから徐々に独立変数を減らしていく変数減少法，独立変数を徐々に増やしていく変数増加法，独立変数を取り込んだり除いたりしながら最適なモデルを探索する変数増減法（変数減増法），総当たり法などがある．

通常は，ある基準にしたがって変数の追加，除去を判断するステップワイズ法を用いるとよい．基準には，偏回帰係数の t 値の 2 乗と一致する値となる F 値を用い，2.0 を基準値の目安として変数選択が行われる．

（6）決定係数の大きさ

決定係数 R^2 は，数値が大きいほど精度が高いことを表す．50%（0.5）以上であれば，重回帰式のあてはまりがよいことを示し，予測された数値の予測精度を表す指標となる．

使用する統計ソフトによっては，通常の決定係数に加えて調整ずみ決定係数と書かれたものが出力されることがある．調整ずみ決定係数は，決定係数を改良したものであり，決定係数よりも有用であるため，出力されている場合はこの調整ずみ決定係数を用いて判定する．決定係数と同様に，0.5 以上であれば予測精度としてとらえることができる．

なお，推定値の標準誤差とは，推定する母集団の重回帰式に対する，実際の重回帰式のばらつきを評価する指標である．また，ダービン・ワトソン比とは残差間の相関をはかる尺度で，残差間に相関がなければ値は 2 になり，この値が 2 から大きく離れると，統計ソフトが教えてくれる．

4）信頼区間の推定

　相関や回帰分析と同様に，統計的に有意な回帰式だとしても，偏回帰係数の95％信頼区間などによっては，臨床的には意味が乏しい重回帰式となることもあるため，95％信頼区間についても確認しておく．

4. 重回帰分析の例

例題

　頸髄不全麻痺例（24例）の座位の自立度（座位），10 m歩行における歩数（10 m歩数）と介入前後での歩数の変化（歩数変化量）の計測結果を**表2**に示す．座位の自立度は，「足底は床に接地し，背もたれに寄りかからずに，かつ上肢を使用せずに1分間座位を保持する」という課題を指示したときに，¦4：完全自立，3：修正自立（手で支持する場合，時間がかかる場合，ある特定の方法であれば自立している場合，台・手すりなどを使用する場合など），2：監視・口頭指示を必要とする，1：部分介助を必要とする，0：全介助または不能¦として評価している．この結果を基にして，座位の自立度と10 m歩行における歩数から介入前後の歩数の変化を推測せよ．

検定手順と検定結果

（1）統計手法の選択

　最初に，**表2**を用いて散布図を作成してみると，**図3**および**図4**のようになった．

表2　例題の計測結果

症例番号	座位	10 m歩数（歩）	歩数変化量（歩）
1	4	16	0
2	3	27	−3
3	4	14	0
4	4	16	−1
5	4	21	−2
6	2	16	1
7	4	18	−2
8	4	14	−2
9	4	16	0
10	2	18	−1
11	4	19	−2
12	3	16	1
13	4	10	0
14	3	14	0
15	4	20	−1
16	4	18	0
17	4	25	−3
18	3	22	−3
19	4	25	−4
20	4	24	−4
21	3	23	−3
22	3	23	−2
23	2	16	−2
24	2	14	1

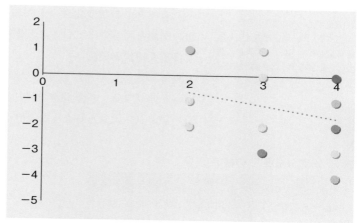

図3　座位と歩数変化量の散布図

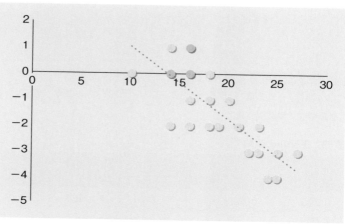

図4　10 m歩数と歩数変化量の散布図

独立変数の各因子と従属変数は直線関係であり，外れ値はなく，従属変数に対する独立変数のばらつきも著しくはないため，重回帰分析を行うことが適切であると判断する．

(2) 検定処理と p 値の算定

統計ソフト IBM SPSS® を用い，従属変数を歩数変化量，独立変数を 10 m 歩数と座位として，重回帰分析を行った．今回の重回帰分析の結果からは，座位は有意な因子とならなかった．

①分散分析表の検定

表3のように，歩数変化量を説明するために 10 m 歩数のみを使ったモデルが示され，その有意確率は 5% 未満なので，このモデルは役立つと判定する．

②偏回帰係数の検定（各変数の有意性の検定）

表4に，統計ソフト IBM SPSS® を用いて回帰係数を検定したときの例を示す．それぞれの独立変数の影響力が統計的に有意であるかどうかを検定するために，偏回帰係数（IBM SPSS® では標準化されていない係数 B と表示される）が有意であるかどうかを調べる．この表では，(1) の枠で示した有意確率は 5% 未満であり，10 m 歩数の独立変数が役立つと判定できる．

③標準偏回帰係数の大きさ

表4で標準偏回帰係数（IBM SPSS® では (2) の枠で示したように標準化係数ベータと記載されている）を確認する．数値の判断は表1とほぼ同じと考えてよい．頸髄不全麻痺例の歩数変化量の計測結果は，−0.793 と絶対値が 0.7 以上であり，10 m 歩数の影響を強く受けていることがわかる．

④多重共線性の確認

表4の共線性の統計量から，統計結果の信頼性を低くする多重共線性があるかないかを確認する．多重共線性は，独立変数間に高い相関がある場合，因子間の相関係数の値が 0.9 以上あるような場合を指すが，VIF からも確認できる．一般的には VIF

LECTURE
9

表3　分散分析表*1 の検定

モデル	平方和	df	平均平方	F 値	有意確率
回帰	34.761	1	34.761	37.174	0.000*2
残差	20.572	22	0.935		
合計	55.333	23			

*1 従属変数：歩数変化量.
*2 予測値：（定数），10 m 歩数.

表4　偏回帰係数*の検定

モデル	標準化されていない係数		標準化係数	t	有意確率	B の 95.0% 信頼区間		相関			共線性の統計量	
	B	標準誤差	ベータ			下限	上限	ゼロ次	偏	部分	許容度	VIF
(定数)	3.878	0.877		4.421	0.000	2.059	5.698					
10 m 歩数	−0.281	0.046	−0.793	−6.097	0.000	−0.377	−0.185	−0.793	−0.793	−0.793	0.993	1.007

*従属変数：歩数変化量.

表5　モデルの要約*1

R	R²（決定係数）	調整ずみ R²（調整ずみ決定係数）	推定値の標準誤差	ダービン・ワトソン比
0.793*2	0.628	0.611	0.967	12.179

*1 従属変数：歩数変化量.
*2 予測値：（定数），10 m 歩数.

表6　重回帰分析*の結果

モデル	偏回帰係数	標準偏回帰係数	有意確率	Bの95.0%信頼区間	
	B	ベータ		下限	上限
（定数）	3.878		<0.01	2.059	5.698
10 m 歩数	−0.281	−0.793	<0.01	−0.377	−0.185

*従属変数：歩数変化量.

が 10 を超える場合に多重共線性があると判断するが，**表4**では (3) の枠で示した通り 10 未満であり，多重共線性はないと判断する．

⑤変数選択法

ステップワイズ法を選択する．

⑥決定係数の大きさ

表5に，統計ソフト IBM SPSS® を用いて決定係数を出力したときの例を示す．調整ずみ決定係数は 0.611 で 0.5 以上となっているので適合度は高いと判断できる．ダービン・ワトソン比は 2.179 であり，2 に近いので問題ないと判断できる．

（3）結果の記載

重回帰分析の結果を表6に示す．分散分析表の結果は有意で，調整ずみ決定係数は 0.611 であったことから適合度は高いと評価した．頸髄不全麻痺例の介入前後での歩数の変化は，10 m 歩行での歩数の影響を有意に強く受けていることが明らかとなった．

5.　重回帰分析における注意点

1）標本の大きさと独立変数の数

重回帰分析を用いて適切な検定を行う場合には，独立変数の数に対して十分な標本の大きさが必要である．逆にいえば，標本の大きさが小さい場合は独立変数を減らすとよい．一般的には，標本の大きさは独立変数の数の 10 倍以上が望ましいといわれる．例題では，標本の大きさは 24 例であり，2 つの独立変数を用いることが可能である．

標本の大きさが小さい場合は，従属変数との相関係数が高い因子を優先的に選ぶとよい．

2）データ相互の関係性と外れ値の存在

統計ソフトにはたいてい作図機能が備わっているため，予測値と実測値の散布図を作成し，直線関係にあるか，外れ値がないかをあらかじめ確認しておく．直線関係でなかったり外れ値が存在したりするときには，その原因をよく考える必要がある．入力ミスや変数の判断の誤り，多重共線性などがみつかる場合がある．

📝 MEMO

標本の大きさ（sample size）が大きい場合を「大標本（large sample）」，小さい場合を「小標本（small sample）」という．

LECTURE
9

■参考文献

1）対馬栄輝. SPSS で学ぶ医療系データ解析—分析内容の理解と手順解説，バランスのとれた医療統計入門，第 2 版. 東京図書；2016. p.227-48.
2）対馬栄輝. SPSS で学ぶ医療系多変量解析，第 2 版. 東京図書；2018. p.57-106.
3）柳井久江. 4Steps エクセル統計，第 3 版. オーエムエス出版；1998. p.205-16.

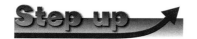

名義尺度のダミー変数化

　重回帰分析では，独立変数に間隔・比率尺度を用いるのが原則であるが，名義尺度や順序尺度を用いることも可能である．順序尺度ではカテゴリーを数値化すれば問題ないが，名義尺度を利用する場合は，ダミー変数化という手法を用いる．たとえば，性別という名義尺度を用いる場合は，男性と女性という項目をつくり，男性の場合には男性に1，女性に0を入力，女性の場合には男性に0，女性に1を入力したデータベースをつくる．そして，重回帰分析を行うにあたって，男性と女性という2つの項目を独立変数に加えればよい．

　名義尺度や順序尺度を独立変数に加えた際には，最後に予測値と実測値の差である残差を計算し，この残差が正規分布するかどうかを確認する．正規分布することが否定されなければ，そのまま名義尺度や順序尺度を用いることに問題はない．なお，残差の正規分布の確認は，名義尺度や順序尺度を用いない場合も有効である．より精度の高い重回帰分析を行いたい場合には，残差の正規分布も確認するとよい．

小問題

1. 脊髄に障害のある患者に対して，歩行速度を改善する目的で行う立位練習の適応を検討した．従属変数は歩行速度，独立変数は年齢，座位バランス能力，立位での重心動揺指数とした．変数増減法を用いた重回帰分析の結果，以下の3つの表が得られた．以下の問いに答えよ．

　　なお，変数間には強い相関を示すものはなく，それぞれの独立変数と従属変数には直線関係があり，外れ値は存在しなかった．標本数も十分であった．

【分散分析表[1]の検定】

モデル	平方和	df	平均平方	F値	有意確率
回帰	3.995	2	1.998	6.641	0.013[2]
残差	3.309	11	0.301		

[1] 従属変数：歩行速度．
[2] 予測値：（定数），重心動揺指数，座位バランス能力．

【偏回帰係数[*]の検定】

モデル	標準化されていない係数		標準化係数	t値	有意確率	95%信頼区間		偏相関係数	共線性の統計量
	B	標準誤差				下限	上限		
（定数）	2.640	1.281		2.061	0.064	−0.179	5.459		
重心動揺指数	−0.003	0.001	−0.708	−3.357	0.006	−0.005	−0.001	−0.711	1.080
座位バランス能力	−0.589	0.259	−0.480	−2.278	0.044	−1.158	−0.020	−0.566	1.080

[*] 従属変数：歩行速度．

【モデルの要約[1]】

モデル	R	R²（決定係数）	調整ずみ R²（調整ずみ決定係数）	推定値の標準誤差	ダービン・ワトソン比
1	0.577[2]	0.433	0.378	0.63697	
2	0.740[3]	0.647	0.565	0.54843	2.488

[1] 従属変数：歩行速度．
[2] 予測値：（定数），重心動揺指数．
[3] 予測値：（定数），重心動揺指数，座位バランス能力．

（1）重回帰分析から得られた重回帰式は予測に役立つかどうか，根拠を示して説明せよ．

（2）得られた偏回帰係数は役立つかどうか，根拠を示して説明せよ．

（3）得られた重回帰式の精度について説明せよ．

（4）歩行速度に影響を与える因子とその影響の強さを説明せよ．

（解答は p.131）

10 分割表の検定

LECTURE

到達目標

・分割表について説明できる.

・分割表を作成できる.

・分割表の検定について説明できる.

・分割表の検定ができる.

・分割表の検定結果を解釈できる.

この講義を理解するために

　この講義では，分割表の検定について学びます．最初に分割表を理解し，作成方法を学びます．次に，分割表の検定のしくみを理解し，検定の実際の方法を学びます．さらに，検定結果の読み方と注意点について学習します.

　分割表の検定を学ぶにあたり，以下の項目についてあらかじめ学習しておきましょう.

　　□ データの尺度を復習しておく.

　　□ 統計的仮説検定のしくみを復習しておく.

講義を終えて確認すること

　　□ 分割表について説明できた.

　　□ 分割表を作成できた.

　　□ 分割表の検定について説明できた.

　　□ 分割表の検定ができた.

　　□ 分割表の検定結果を解釈できた.

LECTURE
10

講義

1. 分割表の概略

分割表は2つの変数の関係を表すもので，全体像を把握する場合に使用する．クロス集計表とも呼ばれる．

数値を入力する部分をセルと呼び，セルに記入される各数値を度数という．さらに，各分類の行合計値や列合計値は周辺度数といい，右下端部に示される全度数の合計値は総計という．

列合計を除いた表の行数が"l"，列数が"m"のときに「l×m分割表」と表記される．l×m分割表では，l×m個のセルがある．

表1は，脳血管障害後の自宅退院率に性別で差があるかを調べた表である．"性別""自宅退院"という2つの変数が，それぞれ｜男性，女性｜と｜できた，できなかった｜という2つに分割されている2×2分割表となっている．分割表で用いられる尺度は表1のように名義尺度であることが一般的である．

表2は，脳血管障害の"出血径"と"歩行自立度"という2つの変数の関係を表す2×3分割表の例で，名義尺度である"歩行自立度"と，間隔・比率尺度である"出血径"を利用している．分割表で用いられる尺度は表1のように名義尺度であることが一般的であるが，間隔・比率尺度を利用するときには，｜3cm未満，3cm以上5cm未満，5cm以上｜というように，少ないカテゴリー数で分割し，名義尺度に変換して用いるとよい．

また，観察する尺度が3つ以上の場合には，多次元分割表として表す．たとえば，"性別""出血径""歩行自立度"という変数の関係を調べたいとき，｜歩行自立，歩行非自立｜をそれぞれ｜男性，女性｜に分け，"出血径"という変数との関係を示したのが表3の例になる．

分割表 (contingency table)

クロス集計表 (crosstabulation)

度数 (frequency)

MEMO
行 (row) と列 (column) の覚え方

行 横に並んでいるのが行

列 縦に並んでいるのが列

l×m分割表 (l×m table)

LECTURE 10

表1　2×2分割表の例

	自宅退院		行合計
	できた	できなかった	
男性	6	13	19
女性	9	12	21
列合計	15	25	40

表2　2×3分割表の例

	出血径			行合計
	3cm未満	3cm以上5cm未満	5cm以上	
歩行自立	9	9	1	19
歩行非自立	3	7	11	21
列合計	12	16	12	40

78

表3　多次元分割表の例

		出血径			行合計
		3 cm 未満	3 cm 以上 5 cm 未満	5 cm 以上	
歩行自立	男性	3	3	0	6
	女性	6	6	1	13
歩行非自立	男性	2	3	4	9
	女性	1	4	7	12
列合計		12	16	12	40

表4　データベースの例

症例番号	性別	歩行自立度
1	男性	自立
2	男性	自立
3	男性	自立
4	男性	非自立
5	女性	自立
6	女性	非自立
7	女性	非自立

表5　性別と歩行自立度の関係

	歩行自立	歩行非自立	行合計
男性	3	1	4
女性	1	2	3
列合計	4	3	7

2. 分割表の作成

　通常，人を対象としたデータを収集するときには，観察項目を列におき，各症例を行にまとめてデータベースを作成する（**表4**）．このデータベースをもとに"性別"と"歩行自立度"の関係を表す分割表をつくる方法を説明する．データベースから，「男性」で「歩行自立」が3人，「男性」で「歩行非自立」が1人，「女性」で「歩行自立」が1人，「女性」で「歩行非自立」が2人であることがわかり，これを分割表に表すと**表5**のようになる．

3. 分割表の検定

　抽出した標本から分割表を作成し，母集団の関係を推測するのが分割表の検定である．単に分割表の割合を比較しただけでは，観測データの分布には誤差が含まれるため，理論的に求まる分布と完全には一致しない．そこで，予測される数値である期待度数（期待値，理論値ともいう）を求め，その値から，実際に観測された値である観測度数がどの程度の割合でずれているか，観測度数と期待度数の差である残差を検定するためにχ^2（カイ2乗）検定を用いる．つまり，観測度数と期待度数の数値は一致するという帰無仮説を立ててこれを棄却する．

　サンプルが2つ以上ある場合には，分割表の度数に偏りがないことを確認するために，χ^2独立性の検定を行う．

　統計ソフトを用いて計算すると，（ピアソンの）χ^2値が出力される．なお，「χ^2値＝（残差の2乗÷期待度数）の総和」である．このχ^2値から計算された有意確率がpが0.05以上であれば，有意な関連なしと判定する．

　なお，期待度数5未満のセルが20％以上あるときは，フィッシャーの正確確率検定（Step up 参照）を適用する．

MEMO
データベース
データを並べ替えたり抽出したり集計したりしやすいようにまとめたものをいう．作成にあたっては専用のデータベースソフトもあるが，Microsoft Excel® のような表計算ソフトもよく用いられている．

LECTURE
10

MEMO
χ^2検定（chi-square〔chi-squared〕test）
この統計手法の開発者の名前からピアソン（Pearson）のχ^2検定と呼ばれることもある．観測された頻度分布が理論分布と同じかどうかを検定する適合度検定，および2×2分割表で表される2つの変数に対する2つの観察が互いに独立かどうかを検定する独立性検定に用いられる．

4. 分割表の検定の例

例題

回復期病棟に入院中の脳血管障害患者の"トイレ動作自立度"と"自宅退院率"には関連があるか.

検定手順と検定結果

（1）仮説の設定

・帰無仮説　H_0：回復期病棟に入院中の脳血管障害患者の"トイレ動作自立度"と"自宅退院"には関連がない

・対立仮説　H_1：回復期病棟に入院中の脳血管障害患者の"トイレ動作自立度"と"自宅退院"には関連がある

（2）検定処理と p 値の算定

①分割表の作成

調査したデータベースを基に，**表6**の分割表を作成した.

②期待度数の計算

帰無仮説に従って，期待度数を計算する. 全58例中，自宅退院ができたのは37例（63.8%），自宅退院ができなかったのは21例（36.2%）であることがわかる. 帰無仮説に従い，トイレ動作自立度にかかわらず自宅に退院できる割合は変わらないという期待度数を計算すると，トイレ動作自立群32例では，自宅退院ができるとする期待度数は，32例×63.8%＝20.4例（小数点第1位まで），自宅退院ができないとする期待度数は，32例×36.2%＝11.6例（小数点第1位まで）となる. 同様に非自立群も計算すると**表7**のようになる.

このとき，期待度数が5未満となっているセルがあるか，ある場合にはいくつあるかを確認する. そして，期待度数が5未満のセルが20%未満であればχ^2検定で判定する. **表7**は2×2分割表でセルの数は4個であり，そのうち期待度数が5未満のセルは0個，つまり0/4×100＝0%となり，20%未満であることが確認できる. したがってχ^2検定での判定が可能である.

MEMO
期待度数は，小数点第1位まで求めればよい.

LECTURE 10

表6　トイレ動作自立度と自宅退院の関係

		自宅退院		行合計
		できた	できなかった	
トイレ動作	自立	23	9	32
	非自立	14	12	26
列合計		37	21	58

表7　トイレ動作自立度と自宅退院の関係（期待度数の算出）

			自宅退院		行合計
			できた	できなかった	
トイレ動作	自立	観察度数	23	9	32
		期待度数	20.4	11.6	
	非自立	観察度数	14	12	26
		期待度数	16.6	9.4	
列合計			37	21	58

表8 トイレ動作自立度と自宅退院の関係（残差の算出）

			自宅退院		行合計
			できた	できなかった	
トイレ動作	自立	観察度数	23	9	32
		期待度数	20.4	11.6	
		残差	2.6	-2.6	
	非自立	観察度数	14	12	26
		期待度数	16.6	9.4	
		残差	-2.6	2.6	
	列合計		37	21	58

③残差の計算

観測度数と期待度数の差である残差を算出する．観測度数から期待度数を差し引き各セルに記載すると，**表8**のようになる．

④χ^2値とp値の計算

各セルで残差の2乗を期待度数で割り，それらを合計したのがχ^2値であり，このχ^2値から有意確率pを計算する．実際には，統計ソフトを用いれば算出できる．pが0.05以上であれば，有意な関連なしと判定する．

この分割表の両側検定のp値は0.31であり，pが0.05以上であることが確認できるため，2つの変数のあいだに有意な関連なしと判断できる．

（3）結果の記載

トイレ動作自立群では23/32例（71.9%）が自宅退院となり，9/32例（28.1%）が自宅退院できなかった．非自立群では14/26例（53.8%）が自宅退院となり，12/26例（46.2%）が自宅退院できなかった．

χ^2検定の結果，トイレ動作自立度と自宅退院には有意な関連は認められなかった（$p=0.31$）．

5. 分割表の検定における注意点

分割表の関連の強さを表す指標として「連関係数」がある．これは，間隔・比率尺度の関連の強さを示す「相関」，順序尺度の関連の強さを示す「順位相関」に相当するものである．

一般に2×2分割表ではファイ（ϕ）係数，それ以外ではクラメールの連関係数（V）が用いられており（Lecture 5 Step up 参照），統計ソフトではこれらの係数が算出できるものが多い．

ファイ（ϕ）係数 (phi coefficient)

クラメールの連関係数 (Cramer's coefficient of association)

■参考文献

1) 対馬栄輝. SPSSで学ぶ医療系データ解析—分析内容の理解と手順解説，バランスのとれた医療統計入門，第2版．東京図書；2016．p.111-38.
2) 柳井久江. 4Stepsエクセル統計，第3版．オーエムエス出版；1998．p.225-62.

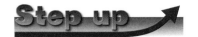

1. 期待度数の補正

期待度数が5未満のセルが20％以上ある場合には，フィッシャーの直接法（フィッシャーの正確確率検定，Fisher's exact test）を用いる．使用する統計ソフトでイェーツ（Yates）の連続補正が組み込まれている場合にはそれを用いてもよい．これらの手法は，分割表の周辺度数を固定して計算する特徴があるため，期待度数5未満のセルがあってもより正確に判定することができる．

2. 調整ずみ残差

l×m分割表を作成するとき，データの全体として関連があるかどうかだけでなく，分割表のどのセルの頻度が有意に高いか・低いかを知ることができれば有意義である．その場合，調整ずみ残差（adjusted residual）を調べて判定する．調整ずみ残差とは，基準をそろえるために標準化を行い，さらに標準誤差で除算した値である．統計ソフトによっては調整ずみ残差を計算してくれるものも多い．

分割表のどのセルの頻度が有意に高いか・低いかについての判定には，必ずこの調整ずみ残差を用い，値の絶対値が2（厳密には1.96）以上であるものを有意であると判定するとよい．この判定には必ず調整ずみ残差を用い，ただの残差を用いてはならない．

3. 対応のある検定——マクネマー検定

同一の対象者に対して同一の評価を2回以上測定し，その結果に対して分割表の検定を行うときはχ^2検定ではなくマクネマー（McNemar）検定を用いる．具体的には表1の場合のように退院前後で歩行自立者の割合が変わったかどうかを調べるような場合に実行する．

表1　マクネマー検定を使う分割表の例

		退院時 自立	退院時 非自立	行合計
入院時歩行	自立	72	14	86
	非自立	91	23	114
列合計		163	37	200

LECTURE
10

小問題

1. 失語症の患者について，言語療法を行った群と行わなかった群で言語症状が改善したかどうかを比較した．調査結果は下表の通りとなり，χ^2検定を行った結果，$p < 0.01$となった．

		言語症状 改善した	言語症状 改善しなかった	行合計
言語療法	行った	23	13	36
	行わなかった	20	44	64
列合計		43	57	100

（1）帰無仮説と対立仮説を立てなさい．
（2）クロス集計表に期待度数（小数点第1位まで）と残差を計算して加えなさい．
（3）結果を文章で説明しなさい．

（解答は p.131）

一元配置分散分析

到達目標

- ●一元配置分散分析および多重比較法の概略について理解する.
- ●一元配置分散分析の解析方法について理解する.
- ●一元配置分散分析によって得られた結果の解釈を理解する.
- ●一元配置分散分析がどのようなときに使われるかを理解する.

この講義を理解するために

　この講義では，一元配置分散分析の活用方法について学びます．最初に，一元配置分散分析とはどのようなものなのか，何を解析することができるのかについて解説します．また，一元配置分散分析と併せて行われることが多い多重比較法についても述べます．その後に，一元配置分散分析の解析手順・方法について解説し，解析によって得られた結果の解釈方法を説明します．

　そして，イメージを明確にするために，実際に一元配置分散分析がどのような場面で使われているかを提示します．

　一元配置分散分析を理解するために，以下の点について確認しておきましょう.

　　□ 区別すべき手法である2標本t検定について概要を学習しておく.

　　□ 2標本t検定と対応のあるt検定の手法の違いを明確にしておく.

　　□ 検定に関する知識を整理しておく.

講義を終えて確認すること

　　□ 一元配置分散分析の適用を理解できた.

　　□ 一元配置分散分析を行って出力される結果の意味を理解できた.

　　□ 一元配置分散分析を適用する場面を理解できた.

LECTURE 11

1. 一元配置分散分析の概略

2つの変数に関する平均の差の検定を行う場合には，2標本 t 検定（Lecture 4 参照）および対応のある t 検定（Lecture 5 参照）が適用されていた．しかし，検定の対象とする変数が3つ以上となる場合には，分散分析という手法が適用となる．

分散分析のうち，3つ以上の「標本」に対する差の検定を行う場合には，一元配置分散分析を適用する．「標本」とは「群」と同じ意味である．

一元配置分散分析を適用するデータの例として，次のような場合があげられる．

【例1】①疾患 A 群，②疾患 B 群，③疾患 C 群を対象として，3つの疾患別に握力の差があるか検定する．これは，**表1a** のようなデータとして表すことができる．

【例2】疾患 A を有する患者を対象として，①重症度I群，②重症度II群，③重症度III群の3つの重症度別に歩行速度の差があるか検定する．これは，**表1b** のようなデータになる．

【例3】健常者を対象として，① 20 歳代群，② 30 歳代群，③ 40 歳代群，④ 50 歳代群の4つの年代別に知能テスト点数の差があるか検定する．これは，**表1c** のようなデータになる．

2. 一元配置分散分析の基礎事項

1）分散分析で用いられる用語

（1）要因と水準

結果に影響すると考えている変数，つまり"どのようなことがらによる違い・変化"を知りたいのか，という検定の主目的になる変数を要因（または因子）と呼ぶ．また，要因の内訳（カテゴリー）を水準（または処理）と呼ぶ．

具体的に，上述の**【例1】**（**表1a**）のように疾患別（疾患 A 群，疾患 B 群，疾患 C 群）の握力の差があるか検定するという場合で考えると，"疾患"による握力の違いを知ることが検定の主目的であるので，"疾患"が要因となり，疾患の内訳｜疾患 A，疾

分 散 分 析（analysis of variance：ANOVA）

一元配置分散分析（one-way ANOVA）

表1 一元配置分散分析のデータ例

a：【例1】3 つの群（疾患別）で握力の差を比較（$n=15$）

対象	疾患	握力
1	疾患 A	30.5
2	疾患 A	22.5
3	疾患 A	28.0
4	疾患 A	18.5
5	疾患 A	34.0
6	疾患 B	31.0
7	疾患 B	36.5
8	疾患 B	13.0
9	疾患 B	25.5
10	疾患 B	16.0
11	疾患 C	18.0
12	疾患 C	33.0
13	疾患 C	45.5
14	疾患 C	39.0
15	疾患 C	26.0

（単位：kg）

b：【例2】3 つの群（疾患重症度別）で歩行速度の差を比較（$n=12$）

対象	疾患重症度	歩行速度
1	重症度I	43.2
2	重症度I	50.7
3	重症度I	56.0
4	重症度I	48.3
5	重症度II	39.1
6	重症度II	41.2
7	重症度II	47.7
8	重症度II	45.8
9	重症度III	28.4
10	重症度III	36.5
11	重症度III	30.6
12	重症度III	42.0

（単位：m/分）

c：【例3】4 つの群（年代別）で知能テスト点数の差を比較（$n=14$）

対象	年代	点数
1	20 歳代	81
2	20 歳代	72
3	20 歳代	58
4	20 歳代	70
5	30 歳代	64
6	30 歳代	77
7	30 歳代	53
8	40 歳代	48
9	40 歳代	69
10	40 歳代	78
11	40 歳代	79
12	50 歳代	84
13	50 歳代	73
14	50 歳代	68

（単位：点）

LECTURE 11

表2　平均の差の検定手法の適用条件（対象とする要因の種類・水準数）

	2水準	3水準以上
対応のない要因	2標本 t 検定	一元配置分散分析
対応のある要因	対応のある t 検定	反復測定の分散分析

患B, 疾患C｝のそれぞれが水準となる.

　同様に, 【例2】（表1b）の場合は, 疾患Aの"重症度"による歩行速度の違いを知ることが主目的であるので, "重症度"が要因となり, ｛重症度Ⅰ, 重症度Ⅱ, 重症度Ⅲ｝が水準となる. 【例3】（表1c）では, "年代"が要因, ｛20歳代, 30歳代, 40歳代, 50歳代｝が水準となる.

（2）対応のある要因と対応のない要因

　差の検定全般で共通することであるが, 比較したい変数に「対応があるかどうか」によって, 適用される検定手法が変わってくる. 一つの標本（群）で時期や条件を変えて反復測定された変数は, 「対応のある」データである. これに対して, 異なる標本間で得られた独立のデータを「対応のない」データと呼ぶこともある. 「対応」とは, 同じ対象者から測定されたデータであるのか否か, という違いを表すものである.

　一元配置分散分析は, 個々の水準が異なる標本から構成されている対応のない要因の差を検定する手法である. 【例1】（表1a）の疾患A群と疾患B群と疾患C群は異なる標本であり, 対応のない要因"疾患"による違いを比較する例である. 【例2】（表1b）, 【例3】（表1c）も同様に対応のない要因を扱った例であり, 【例3】のように各標本の人数が違う場合もありうる.

　対応のある要因では, 同一の標本で複数の条件を変えて反復測定されることから, それらの測定条件が水準となる.

　平均の差の検定では, 対象とする要因の種類（対応のない要因と対応のある要因）および水準数に応じて, 表2のように検定手法の適用を区別できる.

　対応のない要因に対する平均の差の検定で, 水準が2つの場合には2標本 t 検定が適用となり, 水準が3つ以上の場合には一元配置分散分析が適用となる.

（3）主効果

　分散分析を行って有意な差があったとき, 「要因による有意な主効果がみられた」とか「要因の主効果が有意であった」などと表現する.

2）分散分析を使う理由

　平均の差の検定で, 水準が2つのときは2標本 t 検定（Lecture 4 参照）または対応のある t 検定（Lecture 5 参照）を使い, 3つ以上になると分散分析を使う. その理由を解説する.

　統計的検定を行って, 「100%有意な差がある・ない」と断言することはありえない. 検定の結果には, 本当は差がないはずなのに「差がある」と誤って判定してしまったり（これを第Ⅰ種の過誤という）, 逆に本当は差があるはずなのに「差がない」と誤って判定してしまったりする（これを第Ⅱ種の過誤という）可能性は必ず含まれる（Lecture 4 Step up 参照）.

　検定の有意水準は通常5%または1%に設定する. 有意水準を5%に設定すると, 本当は差がないはずなのに「差がある」と誤って判定してしまう第Ⅰ種の過誤が起こる確率は5%になる.

　有意水準を5%に設定して, 2標本 t 検定や対応のある t 検定のように2水準の平均の差を検定する場合, 2水準の平均に差がないとき, 「差がない」と正しく判定する確率は95%である（図1a）.

MEMO

対応のある要因の場合は, 水準が2つのとき対応のある t 検定（Lecture 5 参照）が適用となり, 水準が3つ以上のときに反復測定の分散分析（Lecture 12 参照）が適用となる.

LECTURE 11

気をつけよう！

有意水準は, 検定結果が有意となるかどうかを判定するための基準点であり, 第Ⅰ種の過誤が起こる確率に等しい. 一方, 有意確率は検定結果として実際に出力された p 値のことである. これらを混同しないよう注意する.

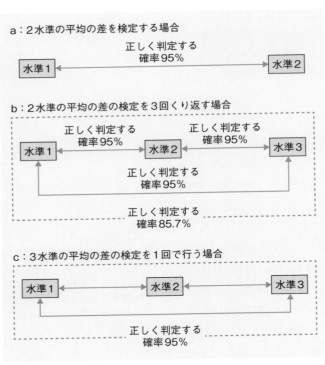

a：2水準の平均の差を検定する場合

水準1 ←正しく判定する 確率95%→ 水準2

b：2水準の平均の差の検定を3回くり返す場合

水準1 ←正しく判定する 確率95%→ 水準2 ←正しく判定する 確率95%→ 水準3

正しく判定する 確率95%

正しく判定する 確率85.7%

c：3水準の平均の差の検定を1回で行う場合

水準1 ← → 水準2 ← → 水準3

正しく判定する 確率95%

図1 検定結果を正しく判定する確率の違い（有意水準5%のとき）

これに対し，水準1，水準2，水準3の3水準の平均の差を，2標本 t 検定や対応のある t 検定を使って判定する場合，①水準1と水準2の比較，②水準1と水準3の比較，③水準2と水準3の比較，というように2水準の差の検定を3回くり返すとことになる．しかし，「1回の検定を行うごとに正しく判定する確率が95%」である．したがって，これを3回くり返すのであれば，95% = 0.95 として 0.95×0.95×0.95 = 0.857375 となる．差がないと正しく判定する確率が95%よりも低くなる（**図1b**）．

一方，3水準の比較を1回の検定ですませてしまえば，差がないと正しく判定する確率は95%のまま保たれる（**図1c**）．

これは，3水準に限らず，4水準，5水準，…と水準の数が増えたとしても，同じことがいえる．もし2水準の差の検定をくり返すならば，検定を行う回数も増えてしまうため，水準数が増えるほど差がないと正しく判定する確率は低下していく．しかし，水準数が増えても，1回の検定ですむのであれば，差がないと正しく判定する確率はあくまでも95%である．

分散分析は，3水準以上の比較を1回で行うことができる検定手法である．このように，有意水準を5%に保つためには，2水準の平均の差の検定を何度もくり返すのではなく，分散分析を使うのが適切である．

3) パラメトリック法とノンパラメトリック法

対応のない要因に対して2水準の差を検定する場合には，パラメトリック法として2標本 t 検定，ノンパラメトリック法としてマン・ホイットニーの検定（Lecture 6参照）が適用となった．

一元配置分散分析は，パラメトリック法に分類される検定手法である．ノンパラメトリック法として用いられる手法には，クラスカル・ワリスの検定がある．クラスカル・ワリスの検定に関する詳細は，他書[1,2] を参照いただきたい．

クラスカル・ワリスの検定は，通常は分散分析の範疇には入らない手法であるが，正規分布に従わない水準があるときに一元配置分散分析の代わりとして慣習的に用いられている[2]．

3. 多重比較法

1) 分散分析と多重比較法

分散分析によって要因に有意な差があった（有意な主効果がみられた）ときにわかるのは，「要因全体に差がある」ということである．したがって，分散分析では，具体的に「どの水準とどの水準のあいだに有意な差があるか」はわからない．

3水準以上の場合に，どの水準とどの水準のあいだに有意な差があるかを知るためには，さらに続けて多重比較法という手法を用いて検定を行う必要がある．分散分析で有意な差があったときに，その後さらに多重比較法で水準間の差を検定する手続きをポストホック検定（事後検定）という．

多重比較法は，水準の数を考慮して調整された有意確率を計算するため，有意水準5%のときは差がないと正しく判定する確率を95%に保つことができる．

マン・ホイットニー（Mann-Whitney）の検定

クラスカル・ワリス（Kruskal-Wallis）の検定

ポストホック（post-hoc）検定

2) 一元配置分散分析後に適用となる多重比較法

多重比較法には非常にたくさんの手法が存在するが，基本的にどの手法を使っても
かまわない．一元配置分散分析後のポストホック検定として行う多重比較法では，
テューキー法，シェフェ法が推奨される．シェフェ法はテューキー法と比べて有意な
差が出にくい特徴がある．

テューキー（Tukey）法

シェフェ（Scheffé）法

3) 一元配置分散分析と多重比較法の解析手順

一元配置分散分析と多重比較法の解析は，**図2**の手順に従って進める．

（1）正規性の検定

最初に，正規性の検定（シャピロ・ウイルクの検定）を行い，各水準が正規分布に
従うかどうかを確認する．正規性の検定では，有意確率pが5％以上となったときに
正規分布に従うとみなすことができる．正規性の検定の結果，すべての水準でpが
5％以上となっていれば，一元配置分散分析の適用となる．もし，1つでも$p<0.05$
となり，正規分布に従わない水準が存在するときは，クラスカル・ワリスの検定を適
用する．

（2）一元配置分散分析またはクラスカル・ワリスの検定

すべての水準が正規分布に従う場合は，一元配置分散分析を行う．$p<0.05$となっ
たときは，要因に有意な差がある（主効果が有意）という結果となる．

少なくとも1つの水準が正規分布に従わない場合は，クラスカル・ワリスの検定を
行う．$p<0.05$となったときは，要因に有意な差がある（主効果が有意）という結果
となる．

（3）多重比較法

一元配置分散分析またはクラスカル・ワリスの検定で要因に有意な差があった場合
には，続いてポストホック検定として多重比較法を行い，どの水準間に差があるかを
解析する．

一元配置分散分析後のポストホック検定としてはテューキー法またはシェフェ法，
クラスカル・ワリスの検定後のポストホック検定としてはスティール・ドゥワス法を
適用する．

スティール・ドゥワス（Steel-
Dwass）法

MEMO
シェフェ法は一元配置分散分析
の結果に従うが，テューキー法に
ついては異なる結果となる場合が
ある．もし，一元配置分散分析
で有意となったのに，ポストホック
検定として行ったテューキー法の
結果がすべての水準の組み合わ
せでpが5％以上となってしまっ
たときは，論文やレポートなどに
経緯をそのまま記載すればよい．
この場合は，要因全体による主
効果は有意だが，水準どうしの
関係は明確とならなかったと解釈
するにとどまる．

LECTURE 11

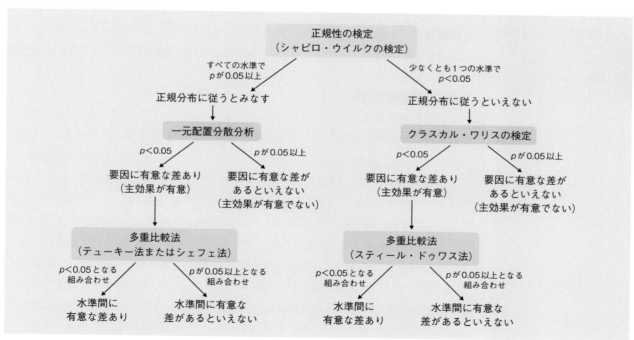

図2　一元配置分散分析と多重比較法の解析手順

多重比較法では，各水準の組み合わせごとに有意確率が求められるので，すべての数値を確認する．$p < 0.05$ となる水準の組み合わせがあれば，それらの水準間に有意な差があることを示す．対して，p が5%以上となる組み合わせは，それらの水準間に有意な差があるといえないことを示す．

一元配置分散分析またはクラスカル・ワリスの検定の結果，p が5%以上となったときは，要因に有意な差があるといえない（主効果が有意でない）ことを表す．この場合は，ポストホック検定として多重比較法を行う必要はなく，一元配置分散分析またはクラスカル・ワリスの検定の時点で解析を終了する．

4. 一元配置分散分析の例

例題 1
腰痛症患者の背筋力に年代による違いがあるか．

検定手順と検定結果

（1）対象と測定方法

対象は，腰痛症と診断を受けて A 病院に外来通院している男性患者 30 人で，年齢によって，① 40 歳代以下群 8 人，② 50～60 歳代群 12 人，③ 70 歳代以上群 10 人に分けた．すべての対象者の背筋力（単位：kg）を背筋力計で測定した．

（2）統計手法の選択と結果の記載

統計ソフトは IBM SPSS® を使用し，有意水準は 5% とした．

最初に正規性の検定（シャピロ・ウイルクの検定）を行い，すべての水準で p が 0.05 以上で正規分布に従うと判断されたため，一元配置分散分析を適用して年代別の背筋力に差があるか解析した．

一元配置分散分析を行った結果，年代による有意な主効果がみられた（$p < 0.01$）．そこで，各年代の差を確認するため，テューキー法による多重比較法を行ったところ，40 歳代以下群と 70 歳代以上群は $p < 0.01$（95% CI：19.64～66.76 kg），50～60 歳代群と 70 歳代以上群は $p < 0.05$（95% CI：3.01～45.55 kg）で有意な差が認められた．

検定の結果は，文章で表すほかに，表やグラフを活用してもよい．さまざまな記載の仕方があるが，表 3 や図 3 の例では，各群の背筋力の平均±標準偏差の数値とともに，それぞれ多重比較法による検定結果を示している．

例題 2
健常者のストレッチング施行前後の下肢伸展挙上角度変化にストレッチング方法による違いがあるか．

検定手順と検定結果

（1）対象と測定方法

対象は，整形外科疾患および神経疾患の既往がない大学生 24 人（男女各 12 人；平均年齢 20.42±2.24 歳）である．対象者を，①ストレッチング B 法を施行する群（以下，B 法ストレッチング群）8 人，②ストレッチング C 法を施行する群（以下，C 法ストレッチング群）8 人，③ストレッチングを施行しない群（以下，対照群）8 人に分けて，それぞれ他動的な下肢伸展挙上（膝関節伸展位を保持した股関節屈曲）角度（単位：度）を 2 回測定する．B 法ストレッチング群と C 法ストレッチング群はストレッチングを施行する前後，対照群は一定時間の休憩をはさんだ 2 回測定の角度変化を，［2 回目測定値－1 回目測定値］として求め，1 回目よりも 2 回目の角度が大きければ正の値，2 回目の角度が小さければ負の値を記録した．ストレッチング方法の違いによって角度変化の値に差があるかを確認するため，一元配置分散分析を適用した．

👁 覚えよう！

95 % 信頼区間（95 % CI，Lecture 3 参照）とは，水準間の差の値が 95% の確率でこのくらいの範囲にあるだろうと，差の程度を推定する指標である．値はデータと同一の単位で表され，差の値の最低範囲（下限値）と最高範囲（上限値）を提示する．例題 1 では，下限値～上限値（単位：kg）として，95%信頼区間を示している．

LECTURE
11

表3　例題1データの表出力（多重比較法の結果）(n=30)

年代	背筋力
40歳代以下群	119.50±19.34
50〜60歳代群	100.58±19.92
70歳代以上群	76.30±20.69

表中数値は平均±標準偏差を示す（単位：kg）.
*p<0.05, **p<0.01

表4　例題2データの表出力 (n=24)

ストレッチング方法	角度変化
B法ストレッチング群	2.50±9.64
C法ストレッチング群	5.00±11.02
対照群	1.88±7.04

表中数値は平均±標準偏差を示す（単位：度）.

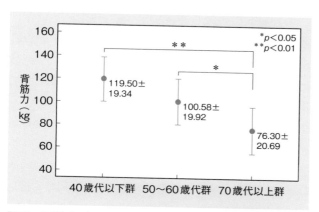

図3　例題1データのグラフ出力（多重比較法の結果）
図中数値は平均±標準偏差を示す.

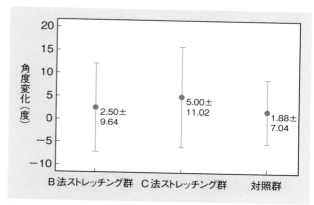

図4　例題2データのグラフ出力
図中数値は平均±標準偏差を示す.

（2）統計手法の選択と結果の記載

　統計ソフトはIBM SPSS®を使用し，有意水準は5%とした.

　最初に正規性の検定（シャピロ・ウイルクの検定）を行い，すべての水準でpが0.05以上で正規分布に従うと判断されたため，一元配置分散分析を適用してストレッチング方法によって下肢伸展挙上角度変化に差があるか解析した.

　一元配置分散分析の結果，ストレッチング方法の違いによる主効果は有意とならなかった．結果の表は**表4**，グラフは**図4**のように表すことができる.

5. 適用と結果記載の注意点

例題1

　一元配置分散分析を行って要因による主効果が有意となった場合は，ポストホック検定としての多重比較法までの結果も併せて提示する．多重比較法によって有意な差があった場合には，差の程度を表す95%信頼区間も提示するべきである.

例題2

　一元配置分散分析の段階で有意な結果とならなかったため，その後の多重比較法は行っていない.

■引用文献

1) 対馬栄輝. SPSSで学ぶ医療系データ解析―分析内容の理解と手順解説. バランスのとれた医療統計入門. 第2版. 東京図書；2016. p.139-55.
2) 対馬栄輝ほか. 医療系データのとり方・まとめ方―SPSSで学ぶ実験計画法と分散分析. 第2版. 東京図書：2021. p.127-61.

LECTURE
11

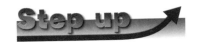

二元配置分散分析

一元配置分散分析は，対応のない1つの要因を対象とするときに適用される手法である．これに対し，対応のない要因が2つ存在するときには，二元配置分散分析という手法が適用となる．

対応のない要因が2つ存在することについて，p.88の例題をもとに説明する．

例題1

検定の対象とする要因は"年代"の1つであった．たとえば，年代による背筋力の違いのほかに，"腰痛の程度"（{軽度，中等度，重度}の3水準）によっても背筋力に差があるのではないかと考えたとする．このとき，"年代"も"腰痛の程度"も水準ごとに対象者が異なり，いずれも対応のない要因である．これら2つの要因を対象として二元配置分散分析を適用させると，1回の検定で2つの要因による差を知ることができる．

二元配置分散分析によって，要因ごとの主効果を検定するとともに，2つの要因間が互いに影響しあっているかについても検定を行う．2つの要因が互いに影響しあっていることを交互作用があるという．

例題2

"ストレッチング方法"の要因と，"性別"（{男性，女性}の2水準）の要因による角度変化の違いを同時に検定するといった場合も，2つの対応のない要因として二元配置分散分析の適用となる．

ここで注意したいのは，性別が2水準ということである．一元配置分散分析は3つ以上の水準をもつ要因に対して適用されたが，二元配置分散分析では2つの要因ともに2水準しかもっていなくても適用することができる．

たとえば，"ストレッチング方法"（{B法ストレッチング群，C法ストレッチング群}の2水準）と"性別"（{男性，女性}の2水準）の2要因に対しても，二元配置分散分析の適用が可能である．

小問題

1. 対応のない要因と対応のある要因の違いを述べよ．
2. 4つの水準{A群，B群，C群，D群}をもつ対応のない要因Eによる差を検定するため一元配置分散分析を行った結果，有意確率は$p=0.051$であった．続いて，多重比較法を行ったところ，A群とC群とのあいだのみ$p<0.05$で有意な差が認められたため，要因Eによる主効果が有意であると解釈した．この手続きと解釈は正しいか．
3. 健常者18人（若年群6人，壮年群5人，高齢群7人）を対象として，椅子から10回立ち上がるときの所要時間を測定した．年代別に所要時間の差があるか，統計ソフトで解析した結果は以下の通りであった．結果から読み取れる内容について，かっこに適切な語句を補い，文を完成させよ．

【年代別の所要時間と正規性の検定および一元配置分散分析】

年代	所要時間（秒） （平均±標準偏差）	正規性の検定 p
若年群	8.417±5.300	0.555
壮年群	15.240±3.785	0.582
高齢群	22.757±7.575	0.069

一元配置分散分析　$p=0.002$

【多重比較法（テューキー法）】

	p	95%信頼区間	
		下限	上限
若年群－壮年群	0.180	−16.278	2.632
壮年群－高齢群	0.116	−16.660	1.630
高齢群－若年群	0.002	5.653	23.028

正規性の検定の結果，すべての水準でpが（①　　　　）で正規分布に（②　　　　）と判断されたため，一元配置分散分析を適用した．一元配置分散分析の結果，$p<$（③　　　　）で年代による主効果が有意であった．ポストホック検定としてテューキー法による多重比較法を行ったところ，$p<0.01$で（④　　　　）群が（⑤　　　　）群より有意に速いことがわかった．95%信頼区間をみると，（④　　　　）群は（⑤　　　　）群より最低（⑥　　　　）秒，最高（⑦　　　　）秒速い値をとると推定された．

（解答はp.131）

反復測定の分散分析

LECTURE
12

到達目標

- 反復測定の分散分析および多重比較法の概略について理解する.
- 反復測定の分散分析の解析方法について理解する.
- 反復測定の分散分析によって得られた結果の解釈を理解する.
- 反復測定の分散分析が, どのようなときに使われるかを理解する.

この講義を理解するために

　この講義では, 反復測定の分散分析の活用方法について学びます. 最初に, 反復測定の分散分析とはどのようなものか, 何を解析することができるのか解説します. また, 反復測定の分散分析と併せて行われることが多い多重比較法についても述べます. その後に, 反復測定の分散分析の解析手順・方法について解説し, 解析によって得られた結果の解釈方法を説明します.

　そして, イメージを明確にするために, 実際に反復測定の分散分析が, どのような場面で使われているかを提示します.

　反復測定の分散分析を理解するために, 以下の点について確認しておきましょう.

□ 区別すべき手法である対応のある t 検定について概要を学習しておく.

□ 2 標本 t 検定と対応のある t 検定の手法の違いを明確にしておく.

□ 検定に関する知識を整理しておく.

講義を終えて確認すること

□ 反復測定の分散分析の適用を理解できた.

□ 反復測定の分散分析を行って出力される結果の意味を理解できた.

□ 反復測定の分散分析を適用する場面を理解できた.

講義

分散分析（analysis of variance：ANOVA）

反復測定の分散分析（repeated measures ANOVA）

1．反復測定の分散分析の概略

分散分析は，3つ以上の変数に関する平均の差の検定を行うときに用いられる統計手法である（Lecture 11 参照）．分散分析のなかでも，同じ対象群（1標本）に対して，3つ以上の測定条件を設けてデータを反復測定し，条件変化による差を検定する場合は，反復測定の分散分析という手法が適用となる．

反復測定の分散分析を適用するデータの例として，次のような場合があげられる．

【例1】 疾患Aを有する患者を対象として，上肢の筋力増強運動を実施する．このとき，①初回，②1か月後，③2か月後の3つの測定時期で握力の差があるか検定する．これは，**表1a** のようなデータとして表すことができる．

【例2】 疾患Bを有する患者を対象として，①T字杖支持，②四点杖支持，③松葉杖支持の3つの杖の種類による歩行速度の差があるか検定する．これは，**表1b** のようなデータになる．

【例3】 若年健常者を対象として，①起床時，②朝食後，③昼食後，④夕食後，⑤就寝前の5つの測定時間帯の変化による収縮期血圧の差があるか検定する．これは，**表1c** のようなデータになる．

測定条件は，**【例1】**や**【例3】**のように時間・時期の経時的変化である場合と，**【例2】**のように同時期で方法を変化させる場合とがある．いずれの場合も，すべての対象者がすべての条件で測定を実施したデータでなければならず，測定していない条件が存在する対象者は反復測定の分散分析の適用外となる．

2．反復測定の分散分析の基礎事項

1）分散分析で用いられる用語

（1）要因と水準

Lecture 11での説明のとおり，結果に影響すると考える，検定の主目的になる変数を要因（または因子）と呼び，要因の内訳（カテゴリー）を水準（または処理）と呼ぶ．

ここがポイント！
「反復測定＝対応のある」という意味である．測定条件が3つ以上であれば，対応のある t 検定ではなく反復測定の分散分析を適用させるとよい．

表1　反復測定の分散分析のデータ例

a：【例1】3つの条件（測定時期）で握力の差を比較（n=8）

対象	初回	1か月後	2か月後
1	20.5	21.5	23.0
2	27.0	26.5	27.5
3	31.5	33.0	32.5
4	25.5	28.0	28.0
5	18.0	22.5	24.0
6	34.0	33.5	31.5
7	28.5	29.0	32.0
8	23.5	27.0	28.0

（単位：kg）

b：【例2】3つの条件（杖の種類）で歩行速度の差を比較（n=5）

対象	T字杖支持	四点杖支持	松葉杖支持
1	40.2	38.6	36.4
2	45.9	50.1	43.9
3	52.1	53.7	55.4
4	56.8	56.8	54.0
5	48.3	45.6	45.2

（単位：m/分）

c：【例3】5つの条件（測定時間帯）で収縮期血圧の差を比較（n=4）

対象	起床時	朝食後	昼食後	夕食後	就寝前
1	106	122	124	118	120
2	132	126	120	128	126
3	118	116	126	118	112
4	122	120	120	122	124

（単位：mmHg）

表2　平均の差の検定手法の適用条件（対象とする要因の種類・水準数）

	2水準	3水準以上
対応のない要因	2標本 t 検定	一元配置分散分析
対応のある要因	対応のある t 検定	反復測定の分散分析

　具体的に，上述の【例1】（表1a）のように測定時期（初回，1か月後，2か月後）によって握力の差があるか検定するという場合で考えると，"測定時期"による握力の変化を知ることが検定の主目的であるので"測定時期"が要因となり，測定時期の内訳｛初回，1か月後，2か月後｝のそれぞれが水準となる．

　同様に，【例2】（表1b）の場合は，"杖の種類"による歩行速度の変化を知ることが主目的であるので"杖の種類"が要因となり，｛T字杖支持，四点杖支持，松葉杖支持｝が水準となる．【例3】（表1c）では，"測定時間帯"が要因，｛起床時，朝食後，昼食後，夕食後，就寝前｝が水準となる．

（2）対応のある要因と対応のない要因

　比較したい変数に「対応があるかどうか」の違いは，Lecture 11で解説した．これらの違いを理解できれば，一元配置分散分析と反復測定の分散分析の適用が区別できる．

　対応のない要因では，水準が標本（群）として表されるのに対し，対応のある要因では，同じ対象群（1標本）に複数の条件を変えて反復測定されることから，それらの各測定条件が水準となる．【例1】（表1a），【例2】（表1b），【例3】（表1c）のいずれも，同じ対象群で反復測定された対応のある要因である．

　平均の差の検定では，対象とする要因の種類（対応のない要因と対応のある要因）および水準数に応じて適用される検定手法が区別される（表2）．

　反復測定の分散分析は，対応のある要因かつ水準が3つ以上の場合に適用となる手法である．

（3）主効果

　分散分析を行って有意な差があったとき，「要因による有意な主効果がみられた」とか「要因の主効果が有意であった」などと表現する．

2）分散分析を使う理由

　平均の差の検定で，水準が2つのときは2標本 t 検定（Lecture 4参照）または対応のある t 検定（Lecture 5参照）を使い，3つ以上になると分散分析が用いられる．このような区別を行う理由は，2水準の差の検定を何度もくり返すことによって検定結果を正しく判定する確率が低下してしまうのを避けるためである．一元配置分散分析，反復測定の分散分析ともに，3水準以上の比較を1回の検定ですますことができる．

3）パラメトリック法とノンパラメトリック法

　対応のある要因に対して2水準の差を検定する場合には，パラメトリック法として対応のある t 検定，ノンパラメトリック法としてウィルコクソンの検定（Lecture 6参照）が適用となった．

　反復測定の分散分析は，パラメトリック法に分類される検定手法である．ノンパラメトリック法として用いられる手法には，フリードマンの検定がある．フリードマンの検定に関する詳細は，他書[1,2]を参照いただきたい．フリードマンの検定は，通常は分散分析の範疇には入らない手法であるが，正規分布に従わない水準があるときに反復測定の分散分析の代わりとして慣習的に用いられている[2]．

MEMO

対応のない要因の場合は，水準が2つのとき2標本 t 検定（Lecture 4参照）が適用となり，水準が3つ以上のときに一元配置分散分析（Lecture 11参照）が適用となる．

LECTURE 12

ウィルコクソン（Wilcoxon）の検定

フリードマン（Friedman）の検定

3. 多重比較法

1）分散分析と多重比較法

分散分析によって要因に有意な差があった（有意な主効果がみられた）ときにわかるのは，「要因全体に差がある」ということである．したがって，分散分析では，具体的に「どの水準とどの水準のあいだに有意な差があるか」はわからない．

3 水準以上の場合に，どの水準とどの水準のあいだに有意な差があるかを知るためには，多重比較法という手法を用いて検定を行う必要がある．分散分析で有意な差があったときに，その後さらに多重比較法で水準間の差を検定する手続きをポストホック検定（事後検定）という（Lecture 11 参照）.

ポストホック（post-hoc）検定

2）反復測定の分散分析後に適用となる多重比較法

反復測定の分散分析後にポストホック検定として行う多重比較法では，2 水準間で対応のある t 検定を行った結果の p 値に対して，ボンフェローニ法などを適用して補正する．3 水準以上の要因に対して対応のある t 検定を行うということは，検定をくり返さなければならないため，検定結果を正しく判定する確率が低下してしまう問題が起こる．ボンフェローニ法とは，検定結果を正しく判定する確率を低下させないように，出力された有意確率 p 値を補正する方法である．

ボンフェローニ（Bonfferoni）法

気をつけよう！
ボンフェローニ法では，補正前の有意確率 p 値にくり返した検定回数をかけて補正する．水準数をかけるのではないことに注意しよう．

ボンフェローニ法による有意確率の補正は，**図 1** のように行う．最初に，2 水準間ごとの対応のある t 検定を，水準数に応じた回数分くり返す．次に，2 水準間の対応のある t 検定によって出力されたすべての有意確率に，検定回数をかける．3 水準の場合は，対応のある t 検定を 3 回くり返すため，検定回数は 3 回として対応のある t 検定による有意確率に 3 をかけた値が補正された有意確率となる．この方法では，有意水準を 5%（もしくは 1 %）に保ちつつ，検定回数が増えることによる影響を有意確率に対する補正で調整している．

検定回数は，水準数×（水準数－1）÷2 で求めることができるので，4 水準の場合は 6 回，5 水準だと 10 回，…となり，それぞれ対応のある t 検定による有意確率に 6, 10, …をかけて有意確率を補正する．

フリードマンの検定後にポストホック検定として行う多重比較法の場合では，2 水準間でウィルコクソンの検定を行った結果の p 値に対して，対応のある t 検定と同様にボンフェローニ法で補正する．このように有意確率を補正する方法は，ボンフェローニ法のほかにも，シェイファー法やホルム法もある[2)].

シェイファー（Shaffer）法
ホルム（Holm）法

3）反復測定の分散分析と多重比較法の解析手順

反復測定の分散分析と多重比較法の解析は，**図 2** の手順に従って進める．

MEMO
ボンフェローニ法，シェイファー法，ホルム法のいずれも，対応のある t 検定以外の検定に対しても，有意確率の補正を目的に用いることができる方法である．

（1）正規性の検定

正規性の検定（シャピロ・ウイルクの検定）を行い，各水準が正規分布に従うかど

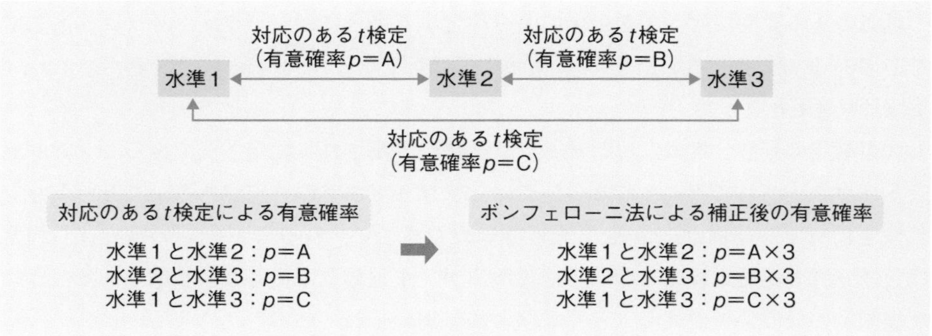

図 1　ボンフェローニ法による有意確率の補正方法（3 水準の場合）

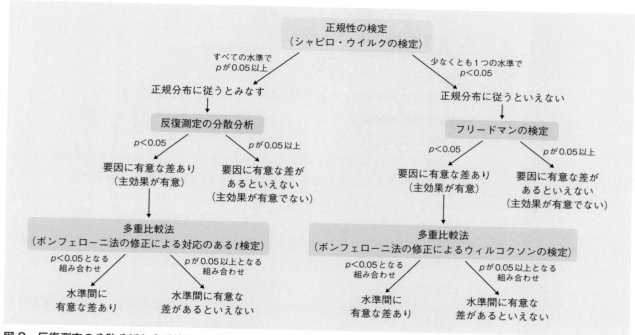

図2 反復測定の分散分析と多重比較法の解析手順

うかを確認する．正規性の検定では，有意確率 p が5％以上となったときに正規分布に従うとみなすことができる．正規性の検定の結果，すべての水準で p が5％以上となっていれば，反復測定の分散分析の適用となる．もし，1つでも $p < 0.05$ となり，正規分布に従わない水準が存在するときは，フリードマンの検定を適用する．

（2）反復測定の分散分析またはフリードマンの検定

すべての水準が正規分布に従う場合は，反復測定の分散分析を行う．$p < 0.05$ となったときは，要因に有意な差がある（主効果が有意）という結果となる．要因に有意な差があった場合には，続いてポストホック検定として多重比較法（ボンフェローニ法などの修正による対応のある t 検定）を行い，どの水準間に差があるかを解析する．

少なくとも1つの水準が正規分布に従わない場合は，フリードマンの検定を行う．$p < 0.05$ となったときは，要因に有意な差がある（主効果が有意）という結果となる．要因に有意な差があった場合，続いてポストホック検定として多重比較法（ボンフェローニ法などの修正によるウィルコクソンの検定）を行い，どの水準間に差があるかを解析する．

（3）多重比較法

反復測定の分散分析またはフリードマンの検定で要因に有意な差があった場合，続いてポストホック検定として多重比較法を行い，どの水準間に差があるかを解析する．

反復測定の分散分析後のポストホック検定としてはボンフェローニ法による対応のある t 検定，フリードマンの検定後のポストホック検定としてはボンフェローニ法によるウィルコクソンの検定を適用する．

多重比較法では，各水準の組み合わせごとに有意確率が求められるので，すべての数値を確認する．$p < 0.05$ となる水準の組み合わせがあれば，それらの水準間に有意な差があることを示す．対して，p が5％以上となる組み合わせは，それらの水準間に有意な差があるといえないことを示す．

反復測定の分散分析またはフリードマンの検定の結果，p が5％以上となったときは，要因に有意な差があるといえない（主効果が有意でない）ことを表す．この場合は，ポストホック検定として多重比較法を行う必要はなく，反復測定の分散分析また

MEMO

反復測定の分散分析では有意となったのに，ポストホック検定として行った多重比較法の結果がすべての水準の組み合わせで p が5％以上となってしまうこともある．この場合は，論文やレポートなどに経緯をそのまま記載すればよい．この場合は，要因全体による主効果は有意だが，水準どうしの関係は明確とならなかったと解釈する．

LECTURE
12

はフリードマンの検定の時点で解析を終了する.

4. 反復測定の分散分析の例

例題 1
変形性膝関節症患者の体重に運動継続による経時的な変化があるか.

検定手順と検定結果

（1）対象と測定方法

　対象は，変形性膝関節症の診断を受けて A 病院に外来通院している患者 12 人（男性 4 人，女性 8 人；平均年齢 66.92±6.24 歳）である. 対象者に減量を目的とした運動を継続的に行ってもらい，①運動前，②1 か月後，③3 か月後，それぞれの体重（単位：kg）を測定した.

（2）統計手法の選択と結果の記載

　統計ソフトは IBM SPSS® を使用し，有意水準は 5% とした.

　正規性の検定（シャピロ・ウイルクの検定）を行い，すべての水準で p が 0.05 以上で正規分布に従うと判断されたため，反復測定の分散分析を適用して体重に運動継続による経時的な変化があるか解析した. 反復測定の分散分析を行った結果，測定時期による有意な主効果がみられた（$p<0.01$）. そこで，各測定時期の差を確認するため，多重比較法（ボンフェローニ法による対応のある t 検定）を行ったところ，運動前と 3 か月後に $p<0.05$（95% CI：0.04〜3.50 kg）で有意な差が認められた.

　検定の結果は，文章で表すほかに，表やグラフを活用してもよい. さまざまな記載の仕方があるが，**表 3** や**図 3a** の例では，各測定時期の体重の平均±標準偏差の数値とともに，それぞれ多重比較法による検定結果を示している. **図 3b** の例では，対象者個人ごとの経時的変化を確認するため，ローデータを折れ線グラフで示している.

例題 2
高齢者の片脚立位保持時間に立位条件による変化があるか.

検定手順と検定結果

（1）対象と測定方法

　対象は，地域在住の高齢者 10 人（男女各 5 人；平均年齢 70.20±3.55 歳）である. 対象者に，①両上肢を下垂する，②右上肢を挙上する，③左上肢を挙上する，④両上肢を挙上する，という 4 つの立位条件下で片脚立位保持時間（単位：秒）をストップウォッチで測定する. 片脚立位は全例右下肢で実施した.

（2）統計手法の選択と結果の記載

　統計ソフトは IBM SPSS® を使用し，有意水準は 5% とした.

　正規性の検定（シャピロ・ウイルクの検定）を行い，すべての水準で p が 0.05 以上で正規分布に従うと判断されたため，反復測定の分散分析を適用して立位条件によって片脚立位保持時間が変化するか解析した. 反復測定の分散分析の結果，立位条件による主効果は有意とならなかった.

　結果の表は**表 4**，グラフは**図 4** のように表すことができる. **表 4** や**図 4a** の例では，各立位条件での片脚立位保持時間の平均±標準偏差の数値を示している. **図 4b** の例では，対象者個人ごとの立位条件による変化を確認するため，ローデータを折れ線グラフで示している.

5. 適用と結果記載の注意点

　対応のある要因に対する比較では，**図 3a** や**図 4a** のようなエラーバーグラフというよりは，**図 3b** や**図 4b** のような折れ線グラフによって，対象者個人ごとの測定条

👁 **覚えよう！**

95% 信頼区間（95% CI，Lecture 3, 7 参照）とは，水準間の差の値が 95% の確率でこのくらいの範囲にあるだろうと，差の程度を推定する指標である. 値はデータと同一の単位で表され，差の値の最低範囲（下限値）と最高範囲（上限値）を提示する. 例題 1 では，下限値〜上限値（単位：kg）として，95% 信頼区間を示している.

LECTURE
12

表3 例題1データの表出力（多重比較法の結果）(*n*=12)

測定時期	体重
運動前	63.41±6.69
1か月後	62.54±7.61
3か月後	61.64±7.27

表中数値は平均±標準偏差を示す（単位：kg）.
*p<0.05

表4 例題2データの表出力 (*n*=10)

立位条件	片脚立位保持時間
両上肢下垂	22.90±10.40
右上肢挙上	24.90±12.19
左上肢挙上	20.30±9.29
両上肢挙上	22.80±10.16

表中数値は平均±標準偏差を示す（単位：秒）.

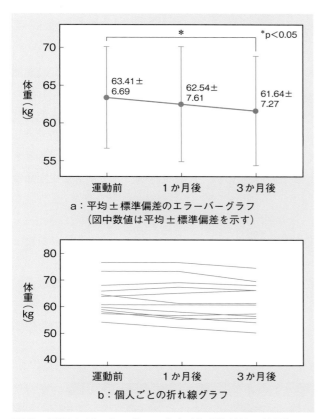

図3 例題1データのグラフ出力（多重比較法の結果）

a：平均±標準偏差のエラーバーグラフ（図中数値は平均±標準偏差を示す）

b：個人ごとの折れ線グラフ

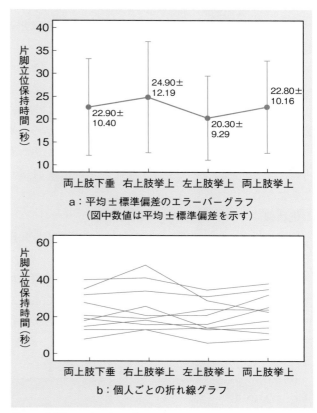

図4 例題2データのグラフ出力

a：平均±標準偏差のエラーバーグラフ（図中数値は平均±標準偏差を示す）

b：個人ごとの折れ線グラフ

件によってどのような変化がみられるか観察することが推奨される．平均的な傾向も含めて確認するには，エラーバーグラフと折れ線グラフを重ね合わせるなども有用かもしれない．

例題1

このケースのように，反復測定の分散分析を行って要因による主効果が有意となった場合は，ポストホック検定としての多重比較法までの結果も併せて提示する．多重比較法によって有意な差があった場合には，差の程度を表す95％信頼区間も提示する．

例題2

反復測定の分散分析の段階で有意な結果とならなかったため，その後の多重比較法は行っていない．

ここがポイント！
個人ごとの折れ線グラフは人数が多いと煩雑になってしまう場合もあり，データの状態に応じて使い分けるとよいだろう．

LECTURE
12

■引用文献

1) 対馬栄輝．SPSSで学ぶ医療系データ解析—分析内容の理解と手順解説，バランスのとれた医療統計入門，第2版．東京図書；2016．p.193-205.
2) 対馬栄輝ほか．医療系データのとり方・まとめ方—SPSSで学ぶ実験計画法と分散分析，第2版．東京図書；2021．p.163-210.

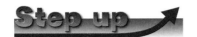

分割プロットデザインによる分散分析

　反復測定の分散分析は，対応のある要因を対象とするときに適用される手法である．このほかに，分割プロットデザインによる分散分析という手法がある．分割プロットデザインによる分散分析は，対応のある要因と対応のない要因が混在しているようなデータに対して適用する手法である．

　対応のある要因と対応のない要因が混在するとはどういうことか，p.96 の例題をもとに説明する．

例題 1

　検定の対象とする要因は"測定時期"で，これは対応のある要因である．たとえば，ほかの疾患（変形性股関節症，変形性脊椎症）に対しても同じ運動を行って体重を測定し，疾患別に測定時期による体重の変化を検定したいと考えたとする．このとき，"疾患"（｜変形性膝関節症，変形性股関節症，変形性脊椎症｜の3水準）は水準ごとに対象が異なる対応のない要因であるので，対応のある要因と対応のない要因が混在していることになる．

　分割プロットデザインによる分散分析では，対応のある要因と対応のない要因それぞれの主効果を検定するとともに，交互作用についても検定を行う（Lecture 11 Step up 参照）．疾患の違いと測定時期による体重変化を知ることになる．

例題 2

　同様に対応のない要因と立位条件による片脚立位保持時間の変化を知りたいときは，分割プロットデザインによる分散分析を適用させる．

　反復測定の分散分析は3つ以上の水準をもつ要因に対して適用されたが，分割プロットデザインによる分散分析では，対応のある要因・対応のない要因ともに2水準しかもっていなくても適用することができる．

　たとえば，対応のある要因"立位条件"（｜右上肢を挙上する，左上肢を挙上する｜の2水準）と，対応のない要因"性別"（｜男性，女性｜の2水準）に対しても，分割プロットデザインによる分散分析の適用が可能である．

小問題

1. 要因 A の4つの水準｜条件 B，条件 C，条件 D，条件 E｜に対する多重比較法を行うとする．ボンフェローニ法による対応のある t 検定を適用する場合，4水準であるので対応のある t 検定で出力された有意確率に4をかけて補正した．この手続きは正しいか．

2. 脳梗塞患者7人を対象として，リハビリテーション開始時から1週間後〜3週間後までの10 m 最大歩行速度を測定した．測定時期による歩行速度の差があるか，統計ソフトで解析した結果は以下の通りであった．結果から読み取れる内容について，かっこに適切な語句を補い，文を完成させよ．

【測定時期ごとの歩行速度と正規性の検定および反復測定の分散分析】

測定時期	歩行速度（m/分） （平均±標準偏差）	正規性の検定 p
1週間後	13.071±2.593	0.135
2週間後	29.600±2.171	0.577
3週間後	30.214±3.189	0.601

反復測定の分散分析　$p=0.000$

【多重比較法（ボンフェローニ法の修正による対応のある t 検定）】

	p	95% 信頼区間	
		下限	上限
1週間後−2週間後	0.000	−21.985	−11.072
1週間後−3週間後	0.001	−24.225	−10.060
2週間後−3週間後	1.000	−8.044	6.815

　正規性の検定の結果，すべての水準で p が 0.05 以上で正規分布に（①　　　）と判断されたため，反復測定の分散分析を適用した．反復測定の分散分析の結果，$p<$（②　　　）で測定時期による主効果が（③　　　）であった．ポストホック検定として多重比較法（ボンフェローニ法による対応のある t 検定）を行ったところ，p ＜（④　　　）で1週間後よりも2週間後または3週間後で有意に速くなっていた．95%信頼区間をみると，1週間後と2週間後の差は最低（⑤　　　）m/分，最高（⑥　　　）m/分，また1週間後と3週間後の差は最低（⑦　　　）m/分，最高（⑧　　　）m/分であると推定された．

（解答は p.132）

信頼性係数

到達目標

- 信頼性係数を理解する.
- 級内相関係数を理解する.
- カッパ係数を理解する.

この講義を理解するために

　この講義では，代表的な信頼性係数の適用を学びます．最初に，信頼性について解説し，検査者内信頼係数と検査者間信頼係数があることを説明します．次に，級内相関係数についての基本的な内容を説明します．級内相関係数は数理的には分散分析を基盤としますので，復習しておいてください．そして，級内相関係数の3つのタイプについて使い分け方法を説明し，最後に，カッパ係数の適用について解説します．

　医学・医療の研究で近年多く取り上げられている信頼性係数について，基本的な事項に限って解説します．難しく感じることがあるかもしれませんが，最低限どのようなケースでどの手法を用いるかという使い分けさえ押さえることができれば，理解できたと思ってよいでしょう．

　信頼性係数について学ぶ前に，以下の点について学習しておきましょう．

　　□ データの尺度の分類を復習しておく.

　　□ 相関係数の検定と平均の差の検定について復習しておく.

　　□ 一元配置分散分析と反復測定の分散分析の違いを調べておく.

講義を終えて確認すること

　　□ 信頼性係数を理解できた.

　　□ 級内相関係数の適用について理解できた.

　　□ カッパ係数の適用について理解できた.

1. 信頼性

1) 再現性と正確度

医療の現場では，血圧や血液データなど，さまざまな測定値をもとに診断し，治療の助けとしている．また，筋力や関節可動域を測定したり，知能検査を行ったりしながら，リハビリテーションを進めていく．統計学では，こうした検査の正確さについて扱うことができる．

患者Aの収縮期血圧が，検査者①が測定すると110 mmHgで，検査者②が測定すると150 mmHgだったとする．この測定値を信用することは難しい．また，検査者①が患者Aの収縮期血圧を1回目に測定したときは110 mmHgで，すぐ2回目に測定すると150 mmHgだったとする．この測定値を信用することもやはり難しい．

一方，患者Aの収縮期血圧について，異なる検査者2人で測定してほぼ同じ測定値であったとき，あるいは，1人の検査者が2回測定してほぼ同じ測定値であったときは，これらの値を信用できるかもしれない．こうして，同一被検者に同一条件で同一の測定などを行った場合に，複数の測定値がどれくらい同一（傾向）の値となるかを，再現性または測定の精度，精密度という．

患者Aの収縮期血圧を検査者①が測定しても検査者②が測定しても120 mmHgだったとき，再現性は高いといえる．しかし，測定機器の異常や値の読み取りミスなどのために，患者Aの収縮期血圧が実は150 mmHgだった場合には，2人の測定したデータはまったく信用できないことになる．こうした真の値を正確に測っているかどうかを表す指標を正確度（または確度）という．

再現性と正確度を併せて，信頼性と呼ぶ．ただし，この講義で扱う信頼性とは再現性のことを表す．この講義では，再現性のことを信頼性と呼ぶことにする．

2) 信頼性

複数回測定したり計算したりした値が一致していればしているほど，信頼性は高くなる．これまでみてきたように，相関係数が高いとき，有意差がないときには，期待値と実測値という複数の値が一致していた（厳密には，限りなく近かった）．そこで，相関係数が高いときや平均差がないとき，信頼性が高いといえるかどうか説明する．

(1) 相関係数と信頼性

信頼性が高いことは再現性が高いことと同じ意味である．ある測定を2回行って，1回目と2回目の測定値の相関係数が$r=0.996$と高かったとき，信頼性が高いといえる（図1）．

しかし，相関係数の高さは，「一方の値が高ければ他方の値も高く，一方の値が低ければ他方の値も低いという関係の強さ」しか表していない．もし，何らかの事情で，1回目と2回目の測定値がずれていても，相関係数の値は変わらないこともある．たとえば，図1bの例のように，1回目の測定値が2回目より定数分（+5）だけ大きく評価されても，相関係数は$r=0.996$であり，高い相関があると判定される．

相関係数の高さは，必ずしも複数回測定した値のあいだでばらつきの小ささを示しているとはいえず，信頼性の高さと一致するとは限らない．

(2) 平均差なしと信頼性

ある測定を2回行って，1回目の測定値と2回目の測定値に差がなく，平均の差の検定を行って有意差がない，と判定した（図2）．1回目と2回目の測定値が近いうえ，差の平均が0となる場合（図3aのようなケース）では，信頼性が高いといえる．

LECTURE
13

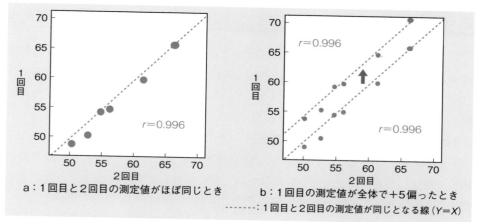

図1　相関係数が高ければ信頼性が高いか

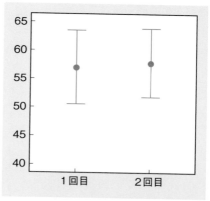

図2　平均の差の検定で有意差がなけれ
　　　ば信頼性が高いか

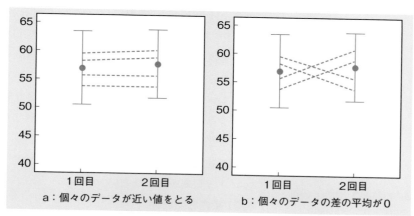

図3　差の検定で有意差がないケース

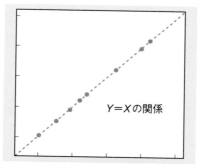

図4　相関が高く平均差のない状態
　　　（Y＝X）が信頼性が高い

　ところが，平均の差の検定は，1回目と2回目の「差の平均が0に近ければ差がないと判断する」ものでしかない．1回目と2回目の測定値にばらつきが大きいものの，差の平均が0に近い図3b のようなケースでは，有意差がないことは信頼性の高さを示すものではない．しかも，信頼性が低いデータであるために，差の検定を用いることも間違いとなる．

（3）相関が高くかつ平均差のない状態と信頼性

　相関係数の高さや平均差のない状態は，信頼性の高さを示すには不十分である．そこで，相関係数と差の検定の2つの弱点を補い合い，相関が高くかつ平均差のない状態，すなわち Y＝X の関係（図4）が最も理想的な信頼性の高い状態となる．この状態を表すのが，以下に述べる信頼性係数である．

信頼性係数（confidence coefficient）

2. 信頼性係数

検査者内信頼性 (intra-rater reliability)

検査者間信頼性 (inter-rater reliability)

χ^2検定と同様に実測値と期待値の一致度合いをみる信頼性係数は，検査者内信頼性を表すものと，検査者間信頼性を表すものに分かれる．そして，主に級内相関係数 (ICC) とカッパ係数 (κ係数) が用いられている．間隔・比率尺度のデータであれば ICC を適用し，順序尺度や名義尺度のデータはカッパ係数を適用する．

1) 検査者内信頼性と検査者間信頼性

5人の被検者 (A〜E) を対象に，立位体前屈測定を3回繰り返して行う．台の上に乗って測定し，台に届かない場合は負の値，台に接触した場合は0cm，台の下まで前屈できる場合は正の値となる．

1人の検査者で5人の立位体前屈を3回反復して測定したときのデータを**表1a**に，3人の検査者で5人の立位体前屈を1回ずつ合計3回測定したデータを**表1b**にまとめる．通常**表1a**と**表1b**は異なる値となるが，例題なので同じ値とする．

1人の検査者で複数の被検者を複数回反復測定する値 (**表1a**) がどれくらい一致するかを表す指標を，検査者内信頼性と呼ぶ．検査者1人のなかでのデータの一致度合いをみるものである．

表1bの，複数の検査者で複数の被検者を複数回繰り返し測定する値がどれくらい一致するかを表す指標を，検査者間信頼性と呼ぶ．複数人の検査者間での一致度合いをみるものである．

検査者内信頼性と検査者間信頼性では指標とする統計手法が異なるため，両者を区別できる知識が欠かせない．

2) 級内相関係数

級内相関係数 (ICC：intraclass correlation coefficient)

シュラウト (Shrout)

📝 **MEMO**
Case3 はめったに利用される機会はない．ICC (3, 1) については Step up で解説する．

係数値がρ (ロー) で表されることの多い ICC には，Case1，Case2，Case3 という3つの分類があり，さらに各Caseは2つに分類される (**図5**)．この分類はシュラウトら[1]の提唱したもので，頻繁に使用されている．Case1 は検査者内信頼性を表し，Case2 と Case3 は検査者間信頼性を表す．この講義では，最も頻繁に利用される検査者内信頼性の指標ICC (1, 1) と，検査者間信頼性の指標ICC (2, 1) について説明する．

表1 立位体前屈の3回反復測定データ
a：検査者内信頼性
1人の検査者で5人の被検者を測る

	1回目	2回目	3回目
A	−4.0	0.0	−1.0
B	21.0	24.0	26.0
C	13.5	14.0	13.5
D	−12.5	−13.0	−11.0
E	5.5	8.5	11.0

b：検査者間信頼性
3人の検査者で5人の被検者を測る

	検査者①	検査者②	検査者③
A	−4.0	0.0	−1.0
B	21.0	24.0	26.0
C	13.5	14.0	13.5
D	−12.5	−13.0	−11.0
E	5.5	8.5	11.0

(単位：cm)

注：台に届かない場合は負の値，台に接触した場合は0cm，台の下まで前屈できる場合は正の値となる．

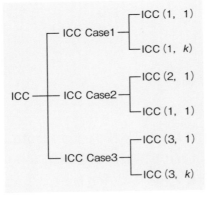

図5 級内相関係数 (ICC) の分類

表2 （Landisのκ係数に関する）信頼性の基準

0以上 0.2未満	ごく軽度の一致 (slight)
0.2以上 0.4未満	軽度の一致 (fair)
0.4以上 0.6未満	中等度の一致 (moderate)
0.6以上 0.8未満	高度の一致 (substantial)
0.8以上	ほぼ完全な一致 (almost perfect)

(宮下光令．2006年度調査研究報告．日本ホスピス・緩和ケア研究振興財団：2006[3]，Landis JR, et al. *Biometrics* 1977；33 (1)：159-174[4])

LECTURE 13

ICC（1, 1）も ICC（2, 1）も，0≦ρ≦1 の範囲で表す．まれに 0 未満（負）の数値を出力することがあるが，その場合は 0 とみなす．ρ＝0 のときは信頼性が皆無となり，ρ＝1 のときは信頼性が高くデータが完全に一致していることを表す．**表2**[3,4]に，判定の目安を示す．

ICC は統計ソフトを用いれば簡単に出力できるので，計算式を理解しなくてよい．統計ソフトは無料で配布されている改変 R コマンダー[6]を使うことができる．

（1）検査者内信頼性：ICC（1, 1）

ICC（1, 1）は，同じ検査を複数回実施したときに同じ測定結果が得られるかどうかを調べる，同一検査者の結果に対する信頼性の高さを知るものである．

表1a のデータで ICC（1, 1）を求めてみると，ρ＝0.97995 と出力された．**表2**で確認すると，ほぼ完全な一致とみてよいため，1 人の検査者が 5 人の立位体前屈を測定した**表1a** のデータについて，検査者内信頼性は高いと判定する．

（2）検査者間信頼性：ICC（2, 1）

ICC（2, 1）は，同じ検査を複数の検査者で実施したときに同じ測定結果が得られるかどうかを調べる，複数の検査者の結果に対する信頼性の高さを知るものである．

表1a と同一の値ではあるが，**表1b** のデータで ICC（2, 1）を求めてみると，ρ＝0.98002 と出力された．**表2**で確認すると，これもほぼ完全な一致とみてよいため，3 人の検査者が 5 人の立位体前屈 3 回を 1 回ずつ測定した**表1b** のデータについて，検査者間信頼性は高いと判定する．

3）カッパ係数

カテゴリー（分類）の信頼性を表すカッパ係数は，偶然によらない一致率の指標である．カッパ係数は順序・名義尺度のデータにおいて，検査者内・検査者間信頼性のいずれにも適用できる信頼性係数である．よって，検査者内・検査者間信頼性のいずれにおいても計算式は同じになる．カッパ係数を出力する前に検査者内・検査者間信頼性のどちらをみるか，**表3** を用いて説明する．

順序尺度のデータである疾患の重症度評価分類を**表3a，b** に，名義尺度のデータである血液型の分類を**表3c，d** に示した．なお，**表3a～d** はすべて同じ値で作成しているため，カッパ係数の値も同一になっている．

（1）順序尺度のデータ

表3a は，1 人の検査者が，何らかの疾患を｛重度，中等度，軽度｝という 3 段階の指標を用いて 2 回評価し，1 回目と 2 回目のデータの一致度を表したものである．

MEMO
ICC（1, k）や ICC（2, k），ICC（3, k）は，信頼性を求めた後に，測定回数を決めてから改めて実験を行って求める信頼性係数である．初学者レベルでは使用することが少ないので，この講義では省略する．

MEMO
他の研究者[2,5]の意見をまとめると，すべての信頼性係数において 0.7 以上を示したときに信頼性が高いと考えてよさそうである．

カッパ係数（kappa coefficient）

MEMO
疾病の｛重度，中等度，軽度｝という 3 段階の分類は，重度になるほど悪く，軽度になるほど良好という順序性をもつので，順序尺度のデータである．

MEMO
血液型の｛A 型，B 型，O 型｝という 3 種類の分類は，区分は明確だが，A 型になるほど優れている・よいとか，O 型になるほど劣っている・悪いという順序性はまったくない．単に分類されているだけなので，名義尺度のデータである．

表3　順序尺度のデータの例（a，b）と名義尺度のデータの例（c，d）

a：疾患の重症度評価（検査者内信頼性

		2回目		
		重度	中等度	軽度
1回目	重度	10	2	1
	中等度	3	12	4
	軽度	1	4	8

c：血液型の分類（検査者内信頼性）

		2回目		
		A型	B型	O型
1回目	A型	10	2	1
	B型	3	12	4
	O型	1	4	8

b：疾患の重症度評価（検査者間信頼性）

		検査者①		
		重度	中等度	軽度
検査者②	重度	10	2	1
	中等度	3	12	4
	軽度	1	4	8

d：血液型の分類（検査者間信頼性）

		検査者①		
		A型	B型	O型
検査者②	A型	10	2	1
	B型	3	12	4
	O型	1	4	8

各表中の数値は人数を表す．

LECTURE **13**

したがって，検査者内信頼性をみるための表である．

1回目と2回目で同じ重度と評価された被検者は10人，中等度と評価された被検者は12人，軽度と評価された被検者は8人である．1回目に重度と評価され，2回目に中等度と評価された被検者は2人となっている．1回目と2回目が一致するほど信頼性は高く，望ましくは対角要素（ほかと色が違っている箇所）以外が0人となれば，データが完全に一致することになる．

表3b は，2人の検査者が，何らかの疾患を ¦重度，中等度，軽度¦ という3段階の指標を用いて1回ずつ評価し，検査者①と検査者②のデータ一致度を表したものである．したがって，検査者間信頼性をみるための表である．

（2）名義尺度のデータ

表3c は，1人の検査者が，何らかの評価指標を基準として被検者の血液型を ¦A型，B型，O型¦ に2回分類し，1回目と2回目のデータの一致度を表したものである．したがって，検査者内信頼性をみるための表である．

1回目と2回目で同じくA型に分類された被検者は10人，B型に分類された被検者は12人，O型に分類された被検者は8人である．1回目にA型に分類され，2回目にB型に分類された被検者は2人となっている．1回目と2回目が一致するほど信頼性は高く，望ましくは対角要素（ほかと色が違っている箇所）のところ以外が0人となれば，データが完全に一致することになる．

表3d は，2人の検査者が，何らかの評価指標を基準として被検者の血液型を ¦A型，B型，O型¦ に1回ずつ分類し，検査者①と検査者②のデータの一致度を表したものである．したがって，検査者間信頼性をみるための表である．

（3）カッパ係数の特徴

カッパ係数も $0 \leqq \kappa \leqq 1$ の範囲で表す．$\kappa = 0$ のときは信頼性が皆無で偶然の一致となり，$\kappa = 1$ のときは信頼性が高くデータが完全に一致しているとみなす．判定の目安は，ICCと同じく**表2**で確認する．

表3a にまとめる前の，疾患の重症度評価の2回の分類データからカッパ係数を求めると，$\kappa = 0.49324$ であった．**表2**で確認すると中等度の一致とみてよいため，この疾患の重症度評価のデータについて，検査者内信頼性は中等度であると判定する．カッパ係数の値は**表3a**と同一になっているため，**表3b**以下のカッパ係数は省略する．

カッパ係数は基本的に，2回反復測定の検査者内信頼性，または2人の検査者間信頼性を調べる際に用いる指標であるため，統計ソフトによっては，2回反復測定の検査者内信頼性，または2人の検査者間信頼性までしか計算できないものもある．一方，3回以上の反復測定の検査者内信頼性あるいは3人以上の検査者間信頼性に拡張して計算できる統計ソフトもある．この場合，計算方法は異なるが，いずれにしても出力されたカッパ係数を同じように解釈すればよい．

3. ブランド・オルトマンプロット

相関の解析や回帰分析で，相関係数や回帰係数だけでなく視覚的にも散布図でデータの関係性を確認したように，信頼性係数だけをみて信頼性を判断するのは不十分である．最も簡単で基本的なグラフとしては同じく散布図を確認すればよいが，信頼性のグラフとして活用されるデータ集合の描画手法の一種に，ブランド・オルトマンプロットがある．ある同じものを2回反復して計測したデータを例に説明する．

縦軸に1回目の測定値と2回目の測定値の差を，横軸に1回目の測定値と2回目の測定値のそれぞれの平均をプロットする．プロットするとは，座標に従って点を決めて描いたり，その点を結んで曲線などを描いたりすることである．計算自体は簡単な

MEMO

カッパ係数には，コヘン（Cohen）のカッパ係数，フレイス（Fleiss）のカッパ係数，シーゲル（Siegel）のカッパ係数などがあり，計算方法は異なる．しかし，$0 \leqq \kappa \leqq 1$ の範囲で表す特性に違いはないので，同じように解釈してよい．

LECTURE
13

ブランド・オルトマンプロット
（Bland–Altman plot）

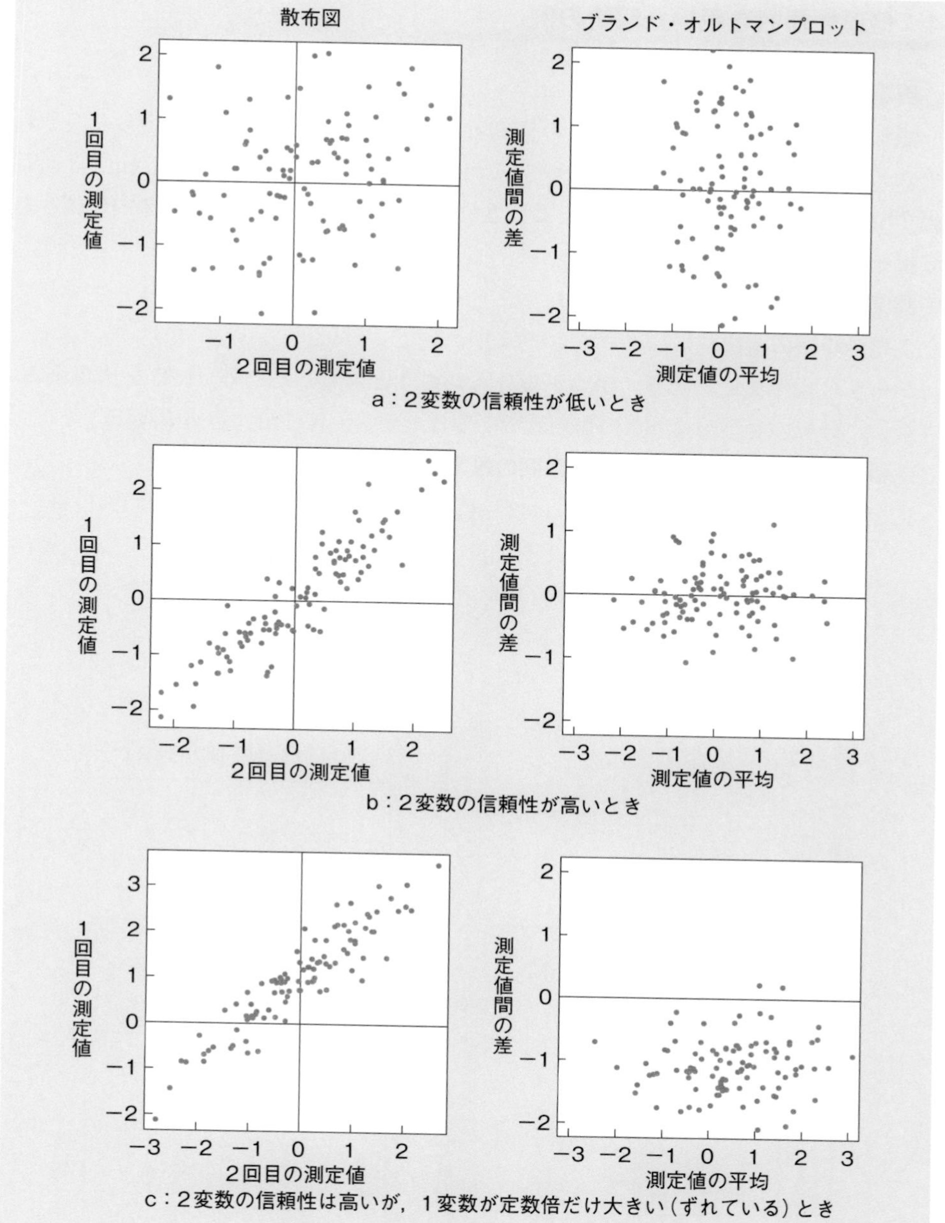
散布図
ブランド・オルトマンプロット
1回目の測定値
2回目の測定値
測定値間の差
測定値の平均
a：2変数の信頼性が低いとき
b：2変数の信頼性が高いとき
c：2変数の信頼性は高いが，1変数が定数倍だけ大きい（ずれている）とき

図6　さまざまなデータの散布図とブランド・オルトマンプロット

MEMO
ICCを求める際には，散布図やブランド・オルトマンプロットを必ず描く習慣をつけ，生データを観察するように心がける．

ので Microsoft Excel® などで作成してもよいが，統計ソフトの R コマンダー[6)]でも作成できる．

1回目と2回目の測定値の差が著しければ点は上下に大きくばらつき（**図6a**），測定値の差が近ければ点は上下に小さくばらつく（**図6b**）．つまり，縦軸方向のばらつきが大きければ信頼性は低く，ばらつきが小さければ信頼性は高い．横軸は値の大きさを表すので，左右に大きくばらついていればデータそのものの範囲（最大値〜最小値）は大きく，ばらつきが小さければ範囲は小さい．

もし，1回目と2回目のどちらかのデータに偏りがあった場合は，**図6c**のようになる．つまり，$Y=0$ の線よりも大きいあるいは小さいほうに偏って，点が集合してしまう．

信頼性係数の数値から信頼性の高低を判定できる点はよいが，必ずこのように図示してデータの関係を視覚的に確認することも重要である．

LECTURE 13

4. 信頼性係数を用いた解析の例

例題 1

　健常者 36 人を対象として，1 人の検査者が立位体前屈を 3 回反復測定した．それぞれの平均±標準偏差は，1 回目が 5.67±9.11 cm，2 回目が 6.83±9.46 cm，3 回目が 7.67±9.42 cm であった（**表4**）．この立位体前屈の測定における検査者内信頼性を分析せよ．

検定手順と検定結果

(1) 統計手法の選択

　データは比率尺度であり，かつ正規分布に従うと判断したため，ICC を適用する．さらに，分析の対象が検査者内信頼性であることから，ICC（1，1）を用いる．

(2) 検定処理と p 値の算定，信頼区間の推定

　ICC（1，1）は $\rho = 0.974$ であり，ほぼ完璧な一致とみてよいため，信頼性は高い．

表4　立位体前屈の測定値の平均と標準偏差

1 回目	5.67±9.11
2 回目	6.83±9.46
3 回目	7.67±9.42

（単位：cm，$n=36$）

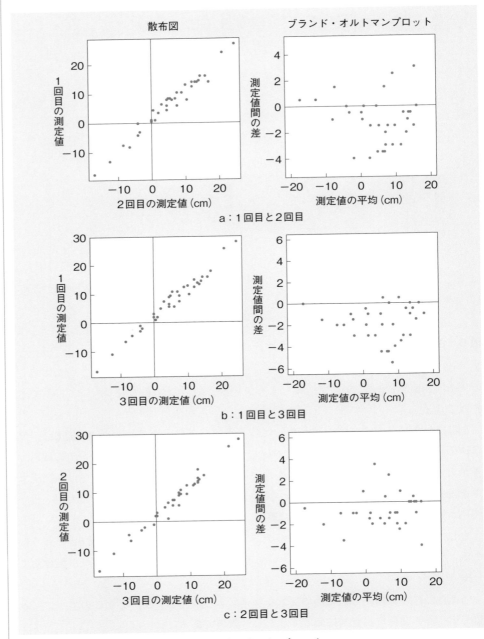

図7　立位体前屈の散布図とブランド・オルトマンプロット

LECTURE
13

p 値や信頼区間を算出することもあるが，必ずしも求める必要はない.

（3）結果の記載

　図7に，これらのデータの散布図とブランド・オルトマンプロットを示す. 信頼性係数は高いが（$\rho = 0.974$），各測定回で比較するとおよそ±4.0 cm のばらつきがみられた. 特に，1回目と3回目では3回目のほうが大きな値になるという偏りがみられた. したがって，この立位体前屈の測定における検査者内信頼性は高いが，1回目と3回目では測定値が変化する可能性があることがわかった.

例題2

　ある疾患の重症度分類を表すステージ（1〜3の3段階）を考案し，13人の患者を，①〜③の検査者3人で評価した結果，**表5**の通りであった. このデータにおける検査者間信頼性を分析せよ.

検定手順と検定結果

（1）統計手法の選択

　データは順序尺度なので，カッパ係数を適用する.

（2）検定処理と p 値の算定，信頼区間の推定

　表5のデータについてシーゲルのカッパ係数を求めたところ，$\kappa = 0.5752$ であった. なお，p 値や信頼区間を算出することもあるが，必ずしも求める必要はない.

（3）結果の記載

　カッパ係数の値によって中等度の一致とみてよいため（$\kappa = 0.5752$），この疾患の重症度分類を表すステージの判定について検査者間信頼性は中等度であると判定する. この結果を受けて，信頼性向上のために，評価方法を見直す必要があると考える.

表5　ステージの判定

検査者①	検査者②	検査者③
1	1	1
1	1	1
2	3	2
3	3	3
1	1	1
1	1	2
1	2	1
2	2	2
2	2	2
2	2	2
3	2	2
2	2	1
1	1	1

（$n = 13$）

■引用文献

1) Shrout PE, et al. Intraclass correlations : uses in assessing rater reliability. *Psychol Bull* 1979 ; 86（2）: 420-28.
2) Portney LG, et al. Foundations of Clinical Research — Applications to Practice —. Conneticut ; Appleton & Lange ; 1993. p.505-16.
3) 宮下光令. 緩和ケアにおける代理評価尺度 STAS-J 症状版の評価者間信頼性の検討. ホスピス・緩和ケアに関する調査研究報告 2006 年度調査研究報告. 日本ホスピス・緩和ケア研究振興財団 ; 2006. http://www.hospat.org/report_2006-b2.html
4) Landis JR, et al. The measurement of observer agreement for categorical data. *Biometrics* 1977 ; 33（1）: 159-74.
5) 桑原洋一ほか. 検者内および検者間の Reliability（再現性, 信頼性）の検討. 呼と循 1993 ; 41（10）: 945-52.
6) 対馬栄輝. R と R コマンダー. 対馬栄輝研究室. https://personal.hs.hirosaki-u.ac.jp/pteiki/research/stat/S/

LECTURE
13

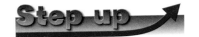

1. ICC（3，1）

　ICC（3，1）は，複数の被検者を対象として，2人以上の検査者が1回ずつ測定したときの検査者間信頼性を知るもので，検査者間信頼性を知るという目的では ICC（2，1）と同様である．しかし，特別な理由がない限り，医療・医学研究において使用することは少ない．特に断りなく ICC（3，1）を使用している場合は，慎重に解釈するべきである．

　ICC（3，1）は，相関係数のような性質をもち，信頼性のうちの整合性を確かめるものである．よって，講義の**図4**の $Y=X$ の状態を確かめるのではなく，講義の**図1b**で解説したような測定間の定数値のずれは問題としない．

　たとえば，機種の異なる徒手筋力計を用いた筋力の測定値について，2つのデータの一致度を知りたいときには，各機種に依存するずれを無視して値の大小の信頼性を知るために，ICC（3，1）を用いることがある．

2. 信頼性を求めた後の対応

　求めた信頼性係数の値は，1人の検査者で1回測定したときの信頼性を求めていることになる．ある測定法 A が ICC（1，1）で 0.7 以上を示したときは，1人の検査者で1回測定すればよい．もし 0.7 未満であったときは，信頼性を高めなければならない．信頼性を高めるためには検査者の技術向上や測定方法の変更などが必要であり，これらが最も基本的な対策となる．

　信頼性を高めるほかの方法として，検査者内信頼性であれば複数回測定した値の平均を使う，もしくは検査者間信頼性であれば複数の検査者で測定した値を平均して使うことが考えられる．そこで，高い信頼性係数を保証するために，最低何回測定した値の平均もしくは最低何人の検査者が測定した平均を使えばよいかを計算する方法が，スペアマン・ブラウン（Spearman-Brown）の公式　$k=（\rho_1〔1-\rho_2〕)/(\rho_2〔1-\rho_1〕)$ である．ρ_1 は期待する ICC の値，ρ_2 は実際に求められた ICC 値である．

　たとえば，ある測定法の ICC（1，1）が 0.65（$=\rho_2$）だったとする．0.65 では信頼性係数が不十分なので，数回測定した値の平均を用いて 0.9（$=\rho_1$）まで信頼性を高めたい．その際，$k=(0.9×〔1-0.65〕)/(0.65×〔1-0.9〕)$ $=4.846…$ と計算でき，4.8 回以上，実際は5回以上繰り返して測定した平均をデータとすれば，0.9 以上の信頼性係数を確保できることになる．

小問題

1. ICC とカッパ係数の適用を述べよ．

　①間隔尺度のデータに対する検査者内信頼性を知りたいとき．

　②比率尺度のデータに対して検査者間信頼性を知りたいとき．

　③名義尺度のデータに対して検査者間信頼性を知りたいとき．

2. ICC（2，1）が $\rho=0.659$ であったとき，どのように評価するか．

3. 再現性と正確度の違いを述べよ．

4. 1人の検査者が30人の被検者を対象として股関節屈曲を2回計測したデータを，統計ソフトで解析した結果は以下の通りであった．このデータの信頼性について，かっこに適切な語句を補い，文を完成させよ．

LECTURE 13

	ρ	95%信頼区間	
		下限	上限
ICC（1，1）	0.8663574	0.7404453	0.9338182
ICC（1，2）	0.9283939	0.8508688	0.9657766

　検者内信頼性としての ICC は $\rho=$（①　　　　　）であった．この ICC の下限値は（②　　　　　）であり，95%の確率で最低でも（②　　　　　）を満たす．この ICC から，判定評価としては（③　　　　　）であるといえる．

（解答は p.132）

多重ロジスティック回帰分析

到違目標

● 多重ロジスティック回帰分析の概略について理解する.

● 多重ロジスティック回帰分析の解析方法について理解する.

● 多重ロジスティック回帰分析によって得られた結果の解釈を理解する.

● 多重ロジスティック回帰分析の適用場面を理解する.

この講義を理解するために

　この講義では，多変量解析のうち，多重ロジスティック回帰分析の活用方法について学びます．最初に，多重ロジスティック回帰分析とはどのようなものか，何を解析できるのかについて理解します．その後に，多重ロジスティック回帰分析の解析手順・方法について解説し，解析によって得られた結果の解釈方法を説明します．そして，イメージを明確にするために，多重ロジスティック回帰分析が実際にどのような場面で使われているかを提示します．

　多重ロジスティック回帰分析を理解するために，数学的な知識はほとんど必要ありません．しかし，この講義を学ぶ前に以下の点については学習しておきましょう．

　　□ 回帰分析の用語と手順を復習しておく.

　　□ 検定に関する知識を整理しておく.

講義を終えて確認すること

　　□ 多重ロジスティック回帰分析の適用を理解できた.

　　□ 多重ロジスティック回帰分析を行って出力される結果の意味を理解できた.

　　□ 多重ロジスティック回帰分析の適用場面を理解できた.

1. 多重ロジスティック回帰分析の概略

多重ロジスティック回帰分析は，近年リハビリテーション研究分野でも頻繁に活用されており，リハビリテーションに携わるためには，いくらかの知識は不可欠である．この講義では，多重ロジスティック回帰分析を使いこなすよりも，多重ロジスティック回帰分析がどのようなものかを理解することを目標としている．

多重ロジスティック回帰分析は，重回帰分析と同じく複数の変数を対象とする多変量解析の手法であり，従属変数に対して2つ以上の独立変数がどの程度影響しているかを解析する点で，重回帰分析と理論上非常によく似ている．

握力を従属変数としたとき，これに対する独立変数を体重，身長，性別として，その影響度合いを検討する図1を例に，重回帰分析と多重ロジスティック回帰分析の違いを解説する．

重回帰分析は，図1aのように，握力に対して体重，身長，性別がどの程度影響を及ぼしているかを解析した．そして，「握力の強い人は，体重が重く身長が高く男性である傾向がある」といった結果が想定されている．

多重ロジスティック回帰分析は，図1bのように，握力低下群と握力向上群という2つの群の違いに対して，体重，身長，性別がどの程度影響を及ぼしているかを解析する．そして，「握力向上群には，体重が重く身長が高い男性が多い」といった結果が想定されている．

2つの統計解析手法の違いは，重回帰分析の従属変数が間隔・比率尺度の，細かい数値で測られた連続量のデータであるのに対し，多重ロジスティック回帰分析の従属変数は，図1bで｛握力低下群，握力向上群｝と示したように2群に分けられたデータである点にある．

重回帰分析が従属変数に対する複数の独立変数の影響度合いを調べるものであったのに対し，多重ロジスティック回帰分析は「2群に分けられた」従属変数に対して独立変数がどの程度影響するかを知るために用いる．独立変数が名義・順序・間隔・比率尺度いずれのデータでも，多重ロジスティック回帰分析で扱うことができる．

1）多重ロジスティック回帰分析の利点

これまで説明してきた統計解析の手法と比較して，多重ロジスティック回帰分析が理論的に大きく異なるのは，平均や分散といった値を使わない計算法である最尤法を使用している点である．

従属変数が2群に分けられたデータであれば，どんな尺度や分布であっても多重ロ

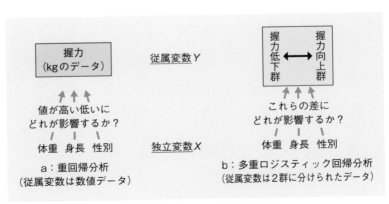

図1 重回帰分析と多重ロジスティック回帰分析の違い

ジスティック回帰分析を適用することができる.

2) 多重ロジスティック回帰分析の欠点

多重ロジスティック回帰分析の欠点は,従属変数が2群に分けられたデータでなければならない点である.数値で細かく測られたデータや,3群以上に分けられたデータは適用できない.

2. 多重ロジスティック回帰分析の基礎事項

多重ロジスティック回帰分析は,一般的に,Microsoft Excel® のアドインや IBM SPSS® などの統計ソフトを使用する.したがって,実際の解析はそれぞれの統計ソフトのマニュアルを参考にする.

ここでは,転倒のあり群・なし群と,それに影響する要因のデータの多重ロジスティック回帰分析の例をあげて基礎事項を説明する.**表1**のように,地域在住の高齢者75人を対象に,①握力,②片脚立位保持時間(30秒以上打ち切り)を測定し,過去1年間の転倒の有無とともに,過去1年間の③入院歴(あり・なし),④立ちくらみの経験(あり・なし),⑤運動習慣(平均で週何日か)の聞き取り調査を行った.転倒のあり群・なし群の違いに対して,①〜⑤に⑥性別,⑦年齢を加えて,どの変数が影響しているかを解析する.

1) 独立変数の選択

(1) 独立変数

多重ロジスティック回帰分析では,2群に分けられた1つのデータである従属変数に対して,2つ以上の独立変数の影響を解析する.ここでの従属変数は過去1年間の転倒のあり群となし群の違いを表すデータであり,独立変数は①握力,②片脚立位保持時間,③入院歴,④立ちくらみの経験,⑤運動習慣,⑥性別,⑦年齢の7変数である.結局,この例では,|転倒あり群・転倒なし群|という分類に対して7変数がどのように影響しているかを解析している(**図2a**).

(2) 有意確率

転倒のあり群・なし群という分類に対する7変数の影響を解析したとき,それぞれの変数による影響(後述するオッズ比)が及ぶ確率の大きさを客観的に表す指標である,有意確率(p,**表2**の(1))が出力される.一般的にこの有意確率が $p<0.05$ のとき,その独立変数は従属変数に対して有意に影響を及ぼしていることを意味する.言い換えると,p が 0.05 よりも大きく表示される独立変数は(オッズ比がいくつであっても),確率的に及ぼす影響が不確かであり,$p<0.05$ の独立変数でないと統計学的に影響すると断言できない.**表2**の(1)をみると,②片脚立位保持時間と③入院歴

表1　転倒のあり群・なし群と影響する要因のデータ例

転倒の有無	性別	年齢(歳)	身長(cm)	体重(kg)	握力(kg)	片脚立位保持時間(秒)	…
なし	女	78	153.8	51.9	24.3	11	
なし	女	71	147.8	39.7	19	12	
なし	男	81	165.5	73.3	23.6	16	…
なし	女	82	137.9	48.3	32	16	
あり	女	81	156.3	48.9	17.7	12	…
あり	女	74	153.1	49.9	22.8	19	…
あり	男	68	161.2	62.8	22	20	…
あり	女	71	138.4	41	24	22	…
⋮	⋮	⋮	⋮	⋮	⋮	⋮	⋮

LECTURE
14

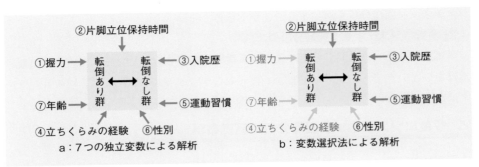

図2　多重ロジスティック回帰分析における変数選択法

表2　多重ロジスティック回帰分析の結果（7変数すべて）

	有意確率	オッズ比	オッズ比の95%信頼区間	
			下限	上限
①握力	(1) 0.093	(2) 0.855	(3) 0.713	1.026
②片脚立位保持時間	0.006	0.902	0.838	0.971
③入院歴	0.041	8.613	1.096	67.708
④立ちくらみの経験	0.351	3.213	0.277	37.279
⑤運動習慣	0.051	0.512	0.261	1.002
⑥性別	0.484	0.338	0.016	7.053
⑦年齢	0.858	0.985	0.83	1.168

以外は，すべてpが0.05よりも大きく，転倒のあり群・なし群という分類に影響するとはいえない．

したがって，転倒のあり群・なし群という分類に対する①握力，②片脚立位保持時間，③入院歴，④立ちくらみの経験，⑤運動習慣，⑥性別，⑦年齢という7つの変数の影響を解析し，その7変数すべてに多重ロジスティック回帰分析を行った結果（**表2**），②片脚立位保持時間と③入院歴が$p<0.05$で有意に影響した，と解釈できる．

(3) 変数選択法

多変量解析の基本的な考え方として，$p<0.05$の変数のみを解析の対象としたほうがよい，という原則がある．**表2**では②片脚立位保持時間と③入院歴の2つ以外の変数は，解析から除外したほうがよいことになる．ただし，これは「7変数全体で」解析したときに$p<0.05$となる変数を抽出した値なので，最良の$p<0.05$の変数の組み合わせとはいいきれない．

そこで，$p<0.05$となる変数の組み合わせを統計ソフトが自動的に絞り込む，変数選択法を利用する（**図2b**）．多重ロジスティック回帰分析で行われる変数選択法は，「尤度比による変数増加法」または「尤度比による変数減少法」が主流で，どちらを使ってもよい．尤度比による変数増加法を行うと，有意な変数の組み合わせは②片脚立位保持時間，③入院歴，⑤運動習慣となった．これらの変数を用いた多重ロジスティック回帰分析の結果，**表3**の(1)の有意確率をみるとすべて$p<0.05$で，最良の変数の組み合わせとなっている．

2) オッズ比

(1) オッズ比

オッズ比を求めることも，多重ロジスティック回帰分析の特徴である．オッズ比とは，あることがらの起こりやすさ（オッズ）を2つの群で比較して表す指標で，AはBに比べてどれくらいそのことがらが起こりやすいかを，AのオッズをBのオッズで割ることで算出する．オッズ比の具体的な求め方について，高齢者80人を対象に

MEMO

本文では各独立変数のpが0.05未満であることを条件にしているが，必ずしも$p<0.05$である必要はないという意見もある．

オッズ比（odds ratio）

表3　変数増加法による多重ロジスティック回帰分析の結果

	有意確率	オッズ比	オッズ比の95%信頼区間	
			下限	上限
②片脚立位保持時間	0.004	0.908	0.851	0.970
③入院歴	0.032	7.224	1.186	43.998
⑤運動習慣	0.043	0.571	0.317	1.030

χ^2検定　$p<0.01$
ホスマー・レメショウの検定　$p=0.890$

表4　オッズ比の計算方法

a：例1

		転倒	
		あり	なし
保持時間 片脚立位	30秒未満	30	10
	30秒以上	10	30

（数値は人数）

・転倒ありのオッズ
　30秒未満（30人）は，30秒以上（10人）の3倍
・転倒なしの人オッズ
　30秒未満（10人）は，30秒以上（30人）の1/3倍
・転倒なしに対する転倒ありのオッズ比
　3÷（1/3）倍＝9倍
・別の計算方法
　2×2表の対角要素を掛け合わせた数値を割れば良い
　（30×30）÷（10×10）＝9

b：例2

		転倒	
		あり	なし
保持時間 片脚立位	30秒未満	30	10
	30秒以上	30	10

（数値は人数）

・転倒ありのオッズ
　30秒未満（30人）は，30秒以上（30人）の1倍
・転倒なしの人オッズ
　30秒未満（10人）は，30秒以上（10人）の1倍
・転倒なしに対する転倒ありのオッズ比
　1÷1倍＝1倍
・別の計算方法
　2×2表の対角要素を掛け合わせた数値を割れば良い
　（30×10）÷（10×30）＝1

c：例3

		転倒	
		あり	なし
保持時間 片脚立位	30秒以上	10	30
	30秒未満	30	10

（数値は人数）

・転倒ありのオッズ
　30秒以上（10人）は，30秒未満（30人）の1/3倍
・転倒なしの人オッズ
　30秒以上（30人）は，30秒未満（10人）の3倍
・転倒なしに対する転倒ありのオッズ比
　1/3÷3倍＝1/9倍
・別の計算方法
　2×2表の対角要素を掛け合わせた数値を割れば良い
　（10×10）÷（30×30）＝1/9

片脚立位保持時間を測定した結果を30秒以上と30秒未満に分けたデータから，過去1年間の転倒の起こりやすさを解析する例で解説する．

　対象とした高齢者80人のうち，過去1年間に転倒した人は40人，転倒していない人は40人だった（**表4a**）．そこで，群ごとの30秒以上のオッズを求めてみる．転倒した人のうち30秒以上の人は10名で30秒未満の人は30人である．したがって，30秒以上の人（分割表の下の行）に対する30秒未満の人（分割表の上の行）のオッズは3倍である．次に，転倒していない人のうち，30秒以上の人は30人，30秒未満の人は10人である．30秒以上の人に対する30秒未満の人のオッズは1/3倍となる．

　転倒していない人に対する転倒した人のオッズ比は，3÷（1/3）＝9倍となり，転倒した人は片脚立位保持時間が30秒未満という危険因子を9倍保持していることになる．別の計算方法として，2×2分割表の対角要素を掛け合わせた数値である「左上×右下」の値を「右上×左下」の値で割ればよい．その場合，（30×30）÷（10×10）＝9倍と算出され，転倒した人は片脚立位保持時間が30秒未満という危険因子を9倍保持していることになる．

　表4bの場合には，対象とした高齢者80人のうち，過去1年間に転倒した人は60人，転倒していない人は20人であり，転倒した人・していない人で分けてみても，人数比は片脚立位保持時間が30秒以上：30秒未満＝1：1である．転倒した人のうち30秒以上の人は30名，30秒未満の人は30人で，オッズは1となる．転倒していない人でも，30秒以上の人は10名，30秒未満の人は10人で，オッズは1となる．このオッズ比は，1÷1＝1倍となり，片脚立位保持時間が30秒以上であっても30秒未満であっても転倒のしやすさは1倍で，変わらない．

MEMO
この30秒というのはこの例でのみ設定した値なので特に根拠はなく，29秒でも35秒でもよい．

LECTURE 14

仮に表4aの数値を入れ替えた表4cで計算してみる．先の例と逆に30秒以上が分割表の上の行で，30秒未満の人が分割表の下の行になっているので，30秒未満のオッズを求める．対象とした高齢者80人のうち，過去1年間に転倒した人は40人，転倒していない人は40人である．転倒した人のうち30秒以上の人は10名で30秒未満の人は30人である．30秒未満の人に対する30秒以上の人のオッズは1/3倍である．次に，転倒していない人のうち，30秒以上の人は30人，30秒未満の人は10人である．30秒未満の人に対する30秒以上の人のオッズは3倍となる．

転倒していない人に対する転倒した人のオッズ比は，（1/3）÷3＝1/9倍となり，転倒した人は片脚立位保持時間が30秒以上という危険因子を1/9倍保持している，言い換えれば9倍転倒しにくいことになる．オッズ比は，何を基準に計算しているかを確認しておく必要がある．

（2）オッズ比の解釈

多重ロジスティック回帰分析で出力される各変数のオッズ比は，基本的にその変数の有意確率が$p < 0.05$でなければ評価できないが，変数選択法のところで解説したように，表3の（1）で，すべて$p < 0.05$となっていることが再度確認できる．

オッズ比は，独立変数の単位が"1"増えたときに，従属変数としたあることがらの起こりやすさ・関連の強さがどの程度増えるかを示す数値という解釈になる．表3の（2）をみると，それぞれのオッズ比は②片脚立位保持時間0.908倍，③入院歴は7.224倍，⑤運動習慣は0.571倍となっている．単純に解釈すると，片脚立位保持時間が1秒増えると0.908倍，入院歴がない場合に比べてある場合は7.224倍，運動習慣が1日増えると0.571倍，転倒しやすくなることになる．

ただし，1倍より小さな値は直感的に理解しにくいため，逆数を使って，独立変数の単位が"1"減ったときに何倍リスクが増えるかという解釈をする．②片脚立位保持時間のオッズ比の値0.908の逆数は1.101322，⑤運動習慣のオッズ比の値0.571の逆数は1.751313である．この際には，「片脚立位保持時間が1秒減ると1.101322倍転倒しやすくなる」「運動習慣が1日減ると1.751313倍転倒しやすくなる」と解釈する．

（3）オッズ比の95％信頼区間

表3の（3）は，オッズ比の95％信頼区間を表している．

表3の（2）の②片脚立位保持時間のオッズ比0.908倍は，標本（このデータの対象者75人）に対するオッズ比である．95％信頼区間は標本の大きさ（対象者数）が限りなく大きくなり$n = \infty$となったとき，つまり母集団に対するオッズ比が95％の可能性でこの範囲内で変化するという予測値である．表3の（3）の②片脚立位保持時間のオッズ比の95％信頼区間は，下限が0.851倍，上限が0.970倍となっている．これは「$n = \infty$のとき，オッズ比が95％の可能性で最高0.851倍〜最低0.970倍の範囲（1未満の倍数なので逆転していることに注意）で変化するだろう」という意味である．

表3の（3）の③入院歴をみると，標本に対するオッズ比は7.224倍であるが，母集団に対するオッズ比は95％の確率で1.186倍〜43.998倍の範囲で大きく変化すると推測される．さらに，⑤運動習慣は，標本に対するオッズ比は0.571倍だが，母集団に対するオッズ比は95％の確率で，影響が大きければ0.317倍だが，影響が小さければ1.030倍とわずかなものにしかならない可能性がある．

3）χ²検定

χ^2（カイ二乗）検定（尤度比検定）とは，解析結果がどれくらい信用できるかを表す基本的な指標である（Lecture 10参照）．この検定結果が$p < 0.05$であれば，多重ロジスティック回帰分析の結果は有意に信用できるといえるが，そうでなければ，独立変数が$p < 0.05$であるか，オッズ比が大きいか小さいか，といった解釈はできない．

気をつけよう！

オッズ比は，独立変数の値が"1"増えたときの倍数である．たとえば，片脚立位保持時間のオッズ比が2倍，握力のオッズ比が1.5倍だと出力されたとき，データの単位が異なるため「片脚立位保持時間のほうが影響が大きい」とは言い切れない．結果を解釈する際には，単純比較できないことに注意が必要である．

MEMO

逆数
ある0以外の数aに対して，1/aをaの逆数といい，aとaの逆数1/aの積は1になる．

気をつけよう！

オッズ比が1未満の場合は，本文の例のように逆数を使えば感覚的に比較することが容易となる．ただし，論文などには，元の値のまま，統計ソフトの出力通りに記載しなければならない．

覚えよう！

どんな検定を行ったときにも，出力される95％信頼区間は必ず提示すべきである．

LECTURE
14

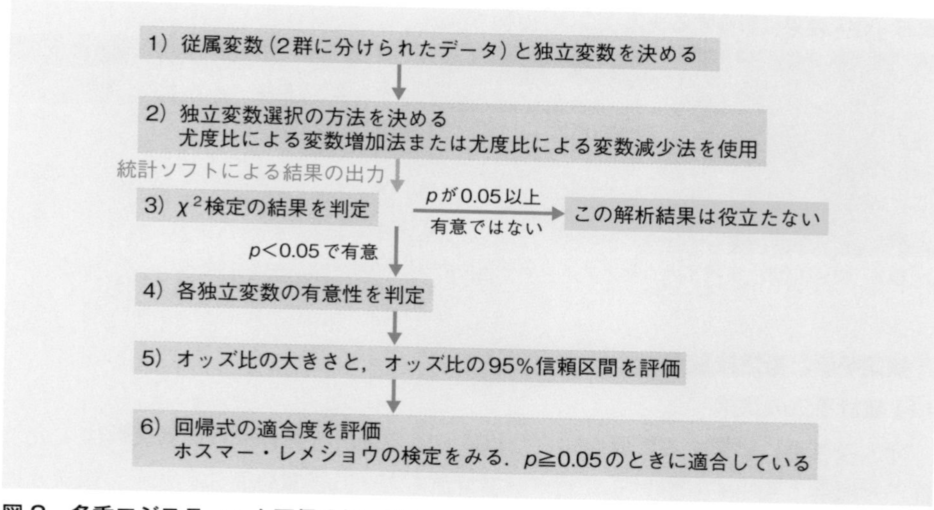

図3 多重ロジスティック回帰分析の流れ

　例題では，②片脚立位保持時間，③入院歴，⑤運動習慣の3変数で多重ロジスティック回帰分析をした結果（**表3**），χ^2検定は$p < 0.01$と有意であり，統計学的に有意に信用できるという意味をなす．有意であれば改めて，独立変数が$p < 0.05$であるか，オッズ比が大きいか小さいか，といった解釈ができる．

4）ホスマー・レメショウの検定

　ホスマー・レメショウの検定は，実測値を解析した多重ロジスティック回帰分析の結果が期待値（想定したモデル）にどれくらい適合しているかを調べる検定で，pが0.05以上のときに適合度は有意に良好であると判定し，$p < 0.05$のときに適合度は有意に良好ではないと判定する．本例の場合は，**表3**をみるとホスマー・レメショウの検定は$p = 0.890$なので，適合度は有意に良好であると判定する．

ホスマー・レメショウ（Hosmer-Lemeshow）の検定

5）まとめ

　多重ロジスティック回帰分析は**図3**の手順で解析し，結果は次のように記載する．

　地域在住の高齢者75人（男性9人・女性66人，平均年齢72.4±5.2歳）を対象として，過去1年間の転倒の有無を聞き取り，さらに，①握力，②片脚立位保持時間（30秒以上打ち切り）の測定と，過去1年間の③入院歴（あり・なし），④立ちくらみの経験（あり・なし），⑤運動習慣（平均で週何日か）の聞き取り調査を行った（**表1**）．その後，転倒のあり群・なし群の違いに対して，①〜⑤に性別，年齢を加えて，どの変数が影響しているかを多重ロジスティック回帰分析により解析した．独立変数の選択は，尤度比による変数増加法で行った．統計ソフトはIBM SPSS®を用い，有意水準は5%とした．

　解析結果は**表3**の通りであった．影響する要因は，片脚立位保持時間，入院歴，運動習慣が選択された．解析結果は，χ^2検定で有意（$p < 0.01$）であり，ホスマー・レメショウの検定で適合度は良好である（$p = 0.890$）ことが示された．

3. 多重ロジスティック回帰分析の例

例題1

　地域在住の高齢者66人（平均年齢70.5±4.3歳）を対象として，スクワット運動，階段昇降などの運動処方が行われた介入群20人と，平常通りに生活した対照群46人に分けた．介入3か月後に，全対象者に①握力，②片脚立位保持時間（30秒以上打ち切り），③上体起こし回数，④10m障害物歩行時間を測定した．介入効果に影響する要因はあるか．

LECTURE
14

表 5　介入効果に影響する要因

	有意確率	オッズ比	オッズ比の95%信頼区間	
			下限	上限
握力	0.002	1.980	1.297	3.024
10 m障害物歩行時間	0.022	3.175	1.182	8.529
定数	0.004	0.004		

χ^2 検定　$p<0.01$，ホスマー・レメショウの検定　$p=0.798$

検定手順と検定結果

（1）統計手法の選択

　介入の有無に影響する要因を知るために，多変量解析を行う．従属変数は ¦ 介入群，対照群 ¦ と 2 群に分けられたデータであるため，多重ロジスティック回帰分析により解析する．

（2）検定処理と p 値の算定，信頼区間の推定

　解析結果は統計ソフト IBM SPSS® を用いて出力し，$p<0.05$ を有意とした．独立変数の選択は尤度比による変数増加法とし，有意な変数の組み合わせは握力と 10 m 障害物歩行時間が選択された．この 2 つの変数で多重ロジスティック回帰分析を行った（表 5）．各変数の有意確率は握力 $p<0.01$，10 m 障害物歩行時間 $p<0.05$ で有意であった．握力が 1 kgw 増えると 1.980 倍の介入効果がみられ，10 m 障害物歩行時間が 1 秒短縮すると 3.175 倍の介入効果がみられる．

（3）結果の記載

　地域在住の高齢者 66 人を，スクワットや階段昇降などの運動処方が行われた介入群 20 人と，平常通りに生活した対照群 46 人に分け，介入 3 か月後に全対象者に①握力，②片脚立位保持時間（30 秒以上打ち切り），③上体起こし回数，④ 10 m 障害物歩行時間の測定を行って，その結果を多重ロジスティック回帰分析で解析した．解析結果は表 5 の通りである．χ^2 検定の結果は $p<0.01$ で有意であり，独立変数の選択は尤度比による変数増加法とし，介入効果に影響する要因は，①握力と④ 10 m 障害物歩行時間であった．①握力のオッズ比は 1.980（オッズ比の 95% CI：1.297〜3.024），④ 10 m 障害物歩行時間のオッズ比は 3.175（オッズ比の 95% CI：1.182〜8.529）であり，ホスマー・レメショウの検定で適合度は良好であると判定された（$p=0.798$）．

例題 2

　歩行可能な脳血管障害後片麻痺患者 27 人（平均年齢は 50.7±14.5 歳，発症からの経過は 11.7±29.1 か月）を対象として，歩行自立度（屋内・屋外歩行），麻痺側（右・左），表在感覚（¦ 異常なし，軽度，中等度，重度 ¦ の 4 段階），深部感覚（4 段階），杖使用の有無，装具使用の有無，片脚立位保持時間（秒単位で記録），総合的なバランス能力の指標であるタイムドアップアンドゴー（TUG；秒単位で記録）を測定した．歩行自立度に影響する要因はあるか．

検定手順と検定結果

（1）統計手法の選択

　歩行自立度に影響する要因を知るために，多変量解析を行う．従属変数は歩行自立度で ¦ 屋内歩行群，屋外歩行群 ¦ と 2 群に分けられたデータであるため，多重ロジスティック回帰分析により解析する．

（2）検定処理と p 値の算定，信頼区間の推定

　解析結果は統計ソフト IBM SPSS® を用いて出力し，$p<0.05$ を有意とした．独立変数の選択は尤度比による変数増加法とし，有意な変数は TUG が選択され，多重ロ

タイムドアップアンドゴー
(timed "up and go" test：TUG)

表 6　歩行自立度に影響する要因

| | 有意確率 | オッズ比 | オッズ比の 95% 信頼区間 | |
			下限	上限
TUG	0.014	0.648	0.458	0.916
定数	0.008	2980.368		

χ^2 検定　$p<0.01$，ホスマー・レメショウの検定　$p=0.874$

ジスティック回帰分析を行った（**表 6**）．χ^2 検定の結果は $p<0.01$ で有意であり，独立変数の有意確率は TUG $p<0.05$ で有意であった．TUG が 1 秒短縮するごとに 0.648 倍屋内歩行となる可能性が高くなる（0.648 倍歩行自立度が低くなる）ことがわかった．オッズ比とその信頼区間も**表 6** に示した．

（3）結果の記載

歩行可能な脳血管障害後片麻痺患者 27 人のうち，屋外歩行群 17 人と，屋内歩行群 10 人に分け，麻痺側（右・左），表在感覚（⦃異常なし，軽度，中等度，重度⦄の 4 段階），深部感覚（4 段階），杖使用の有無，装具使用の有無，片脚立位保持時間（秒単位で記録），タイムドアップアンドゴー（TUG；秒単位で記録）の測定結果を，多重ロジスティック回帰分析で解析した．解析結果は**表 6** の通りである．χ^2 検定の結果は $p<0.01$ で有意であり，独立変数の選択は尤度比による変数増加法とし，歩行自立度には TUG のみが影響していた．TUG のオッズ比は 0.648（オッズ比の 95% CI：0.458～0.916）であり，ホスマー・レメショウの検定で適合度は有効であると判定された（$p=0.874$）．

4.　適用の注意点

1）結果の記載

多重ロジスティック回帰分析の解析結果を比較する際，変数選択法を使用したか否かは記述していなければならず，χ^2 検定の結果の記載は必須である．オッズ比とオッズ比の 95% 信頼区間，ホスマー・レメショウの検定の結果も必ず提示する．

2）独立変数の数と標本の大きさ

多重ロジスティック回帰分析は通常 2 つ以上の独立変数で解析するが，例題 2 の変数選択後のように独立変数が 1 つの場合でも解析できる．

標本の大きさ（n）は大きいほど信頼できる結果が得られるが，$n \geqq$ 独立変数の数 × 10 人あれば妥当である．独立変数が 2 つなら，対象者が最低 20 人いればよい．

3）データの関係の視覚的な確認

多重ロジスティック回帰分析の結果を表すグラフはないが，独立変数と従属変数の関係は，散布図，エラーバーグラフ，箱ひげ図，分割表などで確認しておく．

■参考文献

1）対馬栄輝．SPSS で学ぶ医療系多変量データ解析─分析内容の理解と手順解説，バランスのとれた医療統計入門，第 2 版．東京図書：2018．p.107-34．

MEMO

TUG のオッズ比は 1 未満なので，逆数を使って確認してみる．1/0.648＝1.54321 であり，TUG が 1 秒延長すると 1.54321 倍屋内歩行に移行しやすくなる．

LECTURE
14

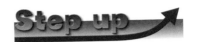

1. 判別分析

従属変数と複数の独立変数を用いて2群の差を検定する判別分析という手法も，解析の目的は多重ロジスティック回帰分析とまったく同じである．ただし，判別分析は平均や分散を使用して計算するので，正規分布に従うデータを対象としなければならない制約がある．この点で，データの分布を問わない多重ロジスティック回帰分析のほうが応用範囲は広い．したがって，近年では，ほとんど多重ロジスティック回帰分析を使用する傾向にある．

2. ロジスティック回帰分析に関連したほかの手法

多重ロジスティック回帰分析以外にも，ロジスティック回帰分析に関連した統計解析の手法がある（図1）．

多項ロジスティック回帰分析（図1a）は，従属変数が3群以上に分かれているときに適用する．累積ロジスティック回帰分析（図1b）は，従属変数が3群以上に分かれていて，かつ順序尺度の場合に適用する．この2つの手法はプログラムされた統計ソフトが増えているので，今後利用されるだろう．

多重ロジスティック回帰分析は，2群に分かれている従属変数に対して，どの独立変数が影響するかを調べるが，条件付きロジスティック回帰分析（図1c）は，マッチングした群どうしの差（従属変数）に対して，どの独立変数が影響するかを調べる．言い換えると，2群の差を調べるのが多重ロジスティック回帰分析であり，対応のある差を調べるのが条件付きロジスティック回帰分析である．

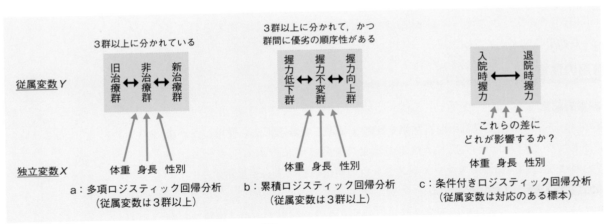

図1　ロジスティック回帰分析に関連したほかの手法

小問題

1. 地域在住で健康運動教室に通っている群と，ほとんど運動しない群で何が異なるか，多重ロジスティック回帰分析により検定した結果を下表に示す．かっこに適切な語句を補い，この統計解析の解釈文を完成させよ．

	オッズ比	オッズ比の信頼区間		有意確率
		下限	上限	
定数	165.235	0.764	0.889	0.022
体重	0.930	0.841	0.929	0.049
握力	0.873	0.763	0.852	0.015

χ^2検定$p<0.01$，ホスマー・レメショウの検定$p=0.05388$

この結果では，（①　　　　　）検定の結果が（②　　　　　）％未満であるため，有意に役立つ結果といえる．また，健康運動教室に通っている群とほとんど運動しない群では，（③　　　　　）がオッズ比（④　　　　　）で最も影響していることがわかった．ホスマー・レメショウの検定結果から，適合度は（⑤　　　　　）であることがわかった．

（解答は p.132）

検査値の判断指標

LECTURE 15

到達目標

- ●検査値の判断指標として使われる感度，特異度とその関連した指標について理解する．
- ●感度・特異度に基づく ROC 曲線の仕組みについて理解する．
- ●陽性的中率，陰性的中率を理解する．

この講義を理解するために

　この講義では，検査値の判断指標として用いられる感度，特異度とその関連する指標について学びます．最初に，感度，特異度とは，どのようなものなのかについて理解します．次に，真陽性・陰性，偽陽性・陰性などの関連する指標についても解説し，これらの用語の意味を学びます．さらに，感度・特異度に基づく ROC 曲線の活用について解説します．

　以上の点について，あらかじめ下に述べる事項は復習・予習をしておきましょう．

　　□ 分割表の復習をしておく（Lecture 10 参照）．
　　□ 研究デザインの知識を修得しておく．

講義を終えて確認すること

　　□ 感度・特異度の意味を理解できた．
　　□ ROC 曲線の意味を理解できた．
　　□ 陽性的中率，陰性的中率の意味と違いを理解できた．

1. 感度・特異度とは何か

1）感度と特異度

　表1は，ある疾患の患者（疾患あり）16名と健常な者（疾患なし）59名の合計75名に対して，ある検査を行い，検査結果が陽性＋，陰性－と判断された人数を表した分割表である．

　感度とは"刺激に感じる度合い"を意味する．感度は，評価・検査により疾患や障害などの異常（疾患や障害など）を，どれだけ検出できるか，である．表1でいえば，疾患を有する者（a＋c＝16名）のうち，病気である＝陽性と当てる人数（c＝14名）の割合（a/〈a＋c〉＝14/16×100＝87.5％）が，感度（表1①）である．

　特異度は感度の逆で，評価・検査により異常ではないことを，どれだけ検出できるかである．表1において，疾患を持たない者（b＋d＝59名）のうち，病気ではない＝陰性と当てる人数（d＝43名）の割合（d/〈b＋d〉＝43/59×100＝72.9％）が，特異度（表1②）である．

　再度，例を挙げて述べる．疾患Aを診断できる検査bと検査cがあったとする．疾患A患者を100名集めて，全員に検査をしたとき，検査bでは100名中80人（80％），検査cでは100名中50人（50％）が陽性と判断した．このとき，検査bは感度80％，検査cは50％となる．検査bの方が感度は高く，優れた検査である．ちなみに感度50％の検査cは，検査としての価値はほとんどない．ランダムに「病気です」「病気ではない」と判断しても，平均して1/2（50％）の者は正解になるので，当て推量の判断と同等なのである．

　一方，健常な者100名を集めて全員に検査をしたとき，検査bでは100名中20人（20％），検査cでは100名中90人（90％）が陰性と判断した．検査bは特異度20％，検査cは90％となる．こんどは検査cの方が特異度は高く，優れた検査である．

2）カットオフ値と感度・特異度

　検査を行って，陽性，陰性と判断する基準をカットオフ値という．検査が，｜あり，なし｜や｜自立，介助｜のように2値の評価データなら，"ありが陽性"とか，"介助が陽性"という判断しかないが，血液検査値や血圧，体重などの連続数値のデータであれば，どの値から陽性で，どこから陰性とするか基準値を決めなければならない．その基準値がカットオフ値である．

　あらかじめカットオフ値は決まっていればよいが，研究段階では明確に決まっていない場合が多い．例えば，転倒経験の｜あり・なし｜を判断するために，運動習慣（1週間当たりに何日運動するか）という問い（検査）を行ったとする．運動習慣の少

表1　検査値の判断指標：感度と特異度

	疾患		合計
	あり	なし	
陽性＋	a 14	b 16	a＋b 30
陰性－	c 2	d 43	c＋d 45
合計	a＋c 16	b＋d 59	a＋b＋c＋d 75
	①感度 a/（a＋c） 87.5％	②特異度 d/（b＋d） 72.9％	

表2　運動習慣（1週間当たりの日数）と転倒経験の感度・特異度―カットオフ値を1日ごとに変化させたとき

a. カットオフ1日

		転倒		合計
		あり	なし	
運動習慣 （日/週）	1日以下（陽性）	13	29	42
	1日より多い（陰性）	3	30	33
	合計	16	59	75

感度＝81.25%　　特異度＝50.8%

b. カットオフ2日

		転倒		合計
		あり	なし	
運動習慣 （日/週）	2日以下（陽性）	16	31	47
	2日より多い（陰性）	0	28	28
	合計	16	59	75

感度＝100%　　特異度＝47.5%

c. カットオフ3日

		転倒		合計
		あり	なし	
運動習慣 （日/週）	3日以下（陽性）	16	41	57
	3日より多い（陰性）	0	18	18
	合計	16	59	75

感度＝100%　　特異度＝30.5%

d. カットオフ4日

		転倒		合計
		あり	なし	
運動習慣 （日/週）	4日以下（陽性）	16	58	74
	4日より多い（陰性）	0	1	1
	合計	16	59	75

感度＝100%　　特異度＝1.7%

表3　検査値の判断指標：陽性的中率と陰性的中率

	疾患		合計	
	あり	なし		
陽性＋	a 14	b 16	a+b 30	①陽性的中率 a/(a+b) 46.7%
陰性－	c 2	d 43	c+d 45	②陰性的中率 d/(c+d) 95.6%
合計	a+c 16	b+d 59	a+b+c+d 75	

ない人は転倒経験があると予想し，運動習慣が週に何日以下になれば転倒するかを判断したい．ここでは，転倒ありを異常，つまり陽性と考える．

運動習慣のカットオフ値を1日，2日，3日，4日と変化させた時に，転倒あり・なしの該当する人数を数え，分割表にしたものが**表2**である．転倒の有無とカットオフ値より多い・以下の人数をみて，カットオフ値を変えていくと，各セルの人数とともに感度・特異度も変化する．なお，感度が大きく（小さく）なれば特異度が小さく（大きく）なるというトレードオフの傾向を示す．感度と特異度の両者が最も高くなるカットオフ値を決めれば，判断のための適した基準になる．

カットオフ値3，4日（**表2c，d**）では，感度は高いものの特異度が低過ぎて役に立たない．カットオフ値1日（**表2a**）で最も特異度は高くなる（50.8%）ので，感度とのバランスを考えるとこれが最も妥当であろう．しかし，約50%の特異度は検査としてふさわしいとは考え難く，結果的に運動習慣は転倒の有無を判断するためには不適切かもしれない，という疑問が残る．

2. 陽性的中率と陰性的中率とは何か

1）陽性的中率と陰性的中率

表3は，表1と同じ表である．この表をもとにして，説明する．

陽性的中率（検査後確率または事後確率）は，評価・検査によって陽性と判断された者のうち（a＋b＝30名），実際に疾患をもっていた人数（a＝14名）の割合（a/(a＋b)＝14/30×100＝46.7%）である．

陰性的中率は，評価・検査によって陰性と判断された者のうち（c＋d＝45名），実際に疾患がなかった人数（d＝43名）の割合（d/(c＋d)＝43/45×100＝95.6%）である．

MEMO

トレードオフ
一方を満たそうとすると，もう片方が成り立たなくなるような，原理的に両立することのできない関係をいう．

陽性的中率
(positive predictive value)

陰性的中率
(negative predictive value)

検査後確率
(post-test probability)

LECTURE
15

表4　感度と特異度は同じだが陽性的中率と陰性的中率は違う例

a. 検査 A の結果

	疾患		合計	検査前確率 (a+c)/(a+b+c+d) 9.1%
	あり	なし		
陽性＋	a 80	b 50	a+b 130	陽性的中率 a/(a+b) 61.5%
陰性－	c 20	d 950	c+d 970	陰性的中率 d/(c+d) 97.9%
合計	a+c 100	b+d 1000	a+b+c+d 1100	
	感度 a/(a+c) 80.0%	特異度 d/(b+d) 95.0%		

b. 検査 B の結果

	疾患		合計	検査前確率 (a+c)/(a+b+c+d) 1.0%
	あり	なし		
陽性＋	a 8	b 50	a+b 58	陽性的中率 a/(a+b) 13.8%
陰性－	c 2	d 950	c+d 952	陰性的中率 d/(c+d) 99.8%
合計	a+c 10	b+d 1000	a+b+c+d 1010	
	感度 a/(a+c) 80.0%	特異度 d/(b+d) 95.0%		

①が異なる.

2) 感度・特異度と何が違うのか

　陽性・陰性的中率は感度・特異度と似たようなイメージをもつが，**表1**と**表3**を見比べればすぐわかる．**表1**は分割表の列方向（縦方向）で計算しており，**表3**は分割表の行方向（横方向）で計算している点が異なる．

　感度・特異度は，

・感度　疾患をもつ患者のうち，どれくらいが陽性と判断されたか？

・特異度　健常な者のうち，どれくらいが陰性と判断されたか？

　陽性・陰性的中率：

・陽性的中率　陽性と判断された者のうち，どれくらいが患者であったか？

・陰性的中率　陰性と判断された者のうち，どれくらいが健常な者であったか？

という違いを意味する.

　"検査（原因）によって，患者か・健常な者か（結果）を予測する"という因果関係を考えると，感度・特異度は結果から原因を求め，陽性・陰性的中率は原因から結果を求める，という違いがある.

　感度・特異度は，患者か健常な人か（結果）が先にわかっていて検査の陽性・陰性（原因）の精度を調べるときに用い，これは後ろ向き研究で用いる指標である.

　陽性・陰性的中率は，先に検査を行って陽性・陰性を判断（原因）し，疾患があったかなかったか（結果）を調べるときに用いるので，前向き研究で用いる指標である.

3) 検査前確率も確認しておく

　ここで**表4**をみてみよう．**表4a**も**表4b**も感度・特異度は同じ精度と考える．しかし，**表4b**の陽性的中率は小さい．人数をみればわかるが，陽性と判断したのに疾患のある者より疾患のない者が多い．これは，もともとの疾患のある者とない者の人数比が違うためである．こうした問題は，感度・特異度だけからはみえない.

　疾患のある者とない者の比率を表す指標として**表4a**と**表4b**の右上に示した，検査前確率がある．全対象者（a+b+c+d）のうち，疾患を有する者（a+c）の割合（(a+c)/(a+b+c+d)）である．検査前確率が0.5（50%）より小さい（または大きい）ほど，感度・特異度の印象とは異なった結果が起こる．まれな疾患を対象とする検査では，検査前確率がどれくらいであったか，可能であれば分割表そのものを確認するのが最も良い.

MEMO
後ろ向き研究
（retrospective study）
対象とする疾病の罹患者群と対照群，治療介入を行った群と対照群などについて，仮説として立てられた要因を過去にさかのぼって調査・比較を行う疫学研究の方法をいう．症例対照研究（case-control study）ともいう.

MEMO
前向き研究
（prospective study）
あらかじめ定義された集団について，将来に向かって調査・観察を行う疫学研究の方法．集団間での疾病発生率や治療介入の効果などを比較する．コホート研究（Cohort Study）あるいは追跡研究（follow-up study）ともいう.

検査前確率
（pre-test probability）

3. ROC 曲線とは

1) 感度・特異度の表と ROC 曲線

表2では運動習慣（日/週）のカットオフ値を変化させていったときの分割表を作り，転倒あり・なしに対する感度・特異度の変化を観察したが，今度は片足立ち時間（秒）のカットオフ値を変化させていったときの感度・特異度の変化を観察してみる．

片足立ち時間は，1秒ごとに細かく記録されているため，表2のようなカットオフ値を変化させた分割表は数が多い．そこで，カットオフ値に対応する感度・特異度を表にした（表5）．これをみると，感度・特異度ともに高いカットオフ値をみつけることができる．

表5中の①は感度・特異度とも 0.7（70%）以上となっている範囲である．この範囲で感度が最も高いカットオフ値は 26 秒，27 秒（感度が 0.875）である．他方，特異度が最も高いカットオフ値は 22 秒（特異度が 0.763）である．感度の高さ，特異度の高さの，どちらをとるべきであろうかと悩む．最終的な判断は解析者の専門的な考え，実践の有益度などを考慮して決める．

表5のような感度・特異度の表をグラフにしたものが ROC 曲線（受信者操作特性曲線）である（図1）．

ROC 曲線の縦軸は感度，横軸は 1－特異度（＝偽陽性率）を表す．偽陽性率とは，検査によって健常な者が陽性と誤って判断された割合である．図1中の曲線は，カットオフ値を細々変化させていったときの感度と 1－特異度を座標にとり，線で結んだものである．

ROC 曲線の座標が，上に位置するほど感度が高いカットオフ値となる．また，右に位置するほど 1－特異度（＝偽陽性率）は高くなる．したがって，高い感度・特異度のカットオフ値は，左上の方に近い座標となる．注意点として，ROC 曲線の座標をみて感度と 1－特異度はわかるが，その座標のカットオフ値はいくらなのかがみえない点である．カットオフ値は統計ソフトで出力される．

2) ROC 曲線を利用したカットオフ値の決め方

医療の研究では，ROC 曲線を利用して最適なカットオフ値を決める方法が，よく用いられる．決め方として，ROC 曲線の左上隅から最も近い点をみつける方法（図2a）と，ユーデンインデックス

ROC 曲線
(Receiver Operatorating Characteristic curve)

MEMO
ROC 曲線は第二次世界大戦中，米国軍が敵軍の飛行機を察知するレーダー調整のために使用したグラフである．敵機とその他の物体の信号を見分けるレーダーのカットオフ値を決めるために導入されたのが，名称の由来である．

偽陽性率（false positive rate）

気をつけよう！
偽陽性は，疾患のない人を誤って疾患があると判断することだが，似た用語に疑陽性がある．疑陽性は，陽性と疑われる場合に使用する．「検査をしたら陽性になるだろう」と疑っている場合に使用する．

表5 片足立ち時間の各カットオフ値における感度・特異度

カットオフ値（秒）	感度（1＝100%）	特異度（1＝100%）
0	0.188	1.000
5	0.188	0.983
8	0.250	0.983
9	0.313	0.966
10	0.438	0.949
11	0.438	0.932
12	0.500	0.915
16	0.500	0.864
17	0.500	0.831
18	0.500	0.814
19	0.563	0.814
20	0.688	0.814
22	0.750	0.763
25	0.813	0.729
26	0.875	0.729
27	0.875	0.712
28	0.875	0.695
30	0.875	0.661
31	0.875	0.627
32	0.938	0.610
33	1.000	0.593
34	1.000	0.576
35	1.000	0.559
40	1.000	0.508
45	1.000	0.458
50	1.000	0.441
65	1.000	0.356
70	1.000	0.305
95	1.000	0.220
120	1.000	0.000

①は，感度・特異度ともに≧0.7（70%）の範囲．

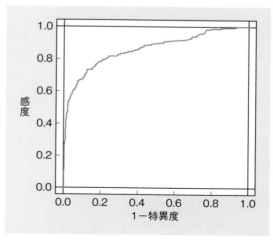

図1 ROC 曲線の例

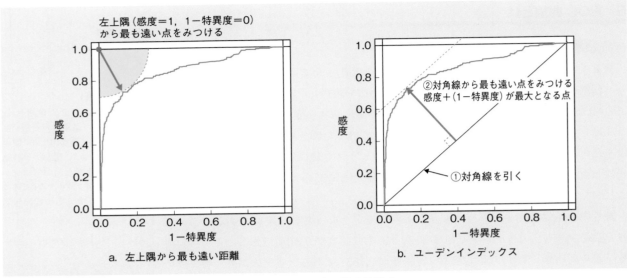

図2 ROC 曲線を利用した感度・特異度が最大となるカットオフ値の決め方

（図左）左上隅（感度＝1, 1－特異度＝0）から最も遠い点をみつける

a. 左上隅から最も遠い距離

b. ユーデンインデックス

②対角線から最も遠い点をみつける 感度＋（1－特異度）が最大となる点

①対角線を引く

ユーデンインデックス（Youden index）

（図2b）がある．これらは統計ソフトを用いれば自動的に出力されるので，手計算は不要である．多くのケースで同一値となり優劣もつけられていないため，どちらを選ぶかは解析者に任される．

3) ROC 曲線を利用した検査の有効性

ある検査の感度かまたは特異度が 50% 以下であれば精度は低いので，診断や判断に使えない．ROC 曲線のグラフで**図3a** のように対角線を引くと，その対角線より右下は感度が 50% 以下かまたは 1－特異度が 50% 以上（特異度が 50% 未満）の領域となる．もし，ROC 曲線のほとんどがこの領域に存在すれば，感度または特異度が低過ぎて役に立たない．したがって，有効な検査は ROC 曲線が，少なくともこの領域より左上に存在しなければならない．

これを確かめるには，感度 0～1.0，特異度 0～1.0 で囲まれる正方形の面積を 1 とする．よって対角線より右下の領域は 1/2 の 0.5 となる．次に ROC 曲線より右下の面積（**図3b**）を求める．これを曲線下面積（AUC）という．AUC が 0.5 を超えていれば対角線より左上に存在する部分が多い．ゆえに AUC の大きさで検査の精度を表すことができる．AUC は統計的検定を用いて，0.5 よりも有意に大きいかを検定できる．

曲線下面積
（AUC：area under the curve）

気をつけよう！
AUC が大きくても，感度・特異度が高く，臨床的に役立つとはいい切れない．最低限の条件でしかないことに注意する．また AUC の大きさだけでは感度，特異度の大きさまではわからない．

4. ROC 曲線とカットオフ値を求める例

例題

健常と思われる対象者（平均年齢 72.4±5.2 歳）75 名を対象に，片足立ち時間を測定した．測定から 1 年後に転倒を経験したか否かの聞き取りを行った．転倒経験の有無を判断する検査として，片足立ち時間はどの程度の精度をもっているか知りたい．

検定手順と検定結果

（1）仮説の設定
・帰無仮説　片足立ち時間の ROC 曲線における AUC は 0.5 以下である．
・対立仮説　片足立ち時間の ROC 曲線における AUC は 0.5 より大きい．

（2）統計手法の選択

①尺度

ROC 曲線は比率・間隔・順序尺度のデータに適用となる．片足立ち時間は比率尺度のデータである．

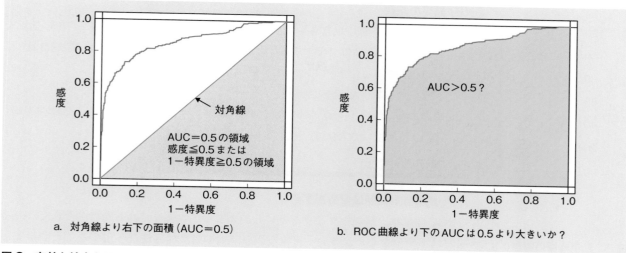

a. 対角線より右下の面積（AUC＝0.5）　　　b. ROC曲線より下のAUCは0.5より大きいか？

図3　有効な検査かはAUCで判断

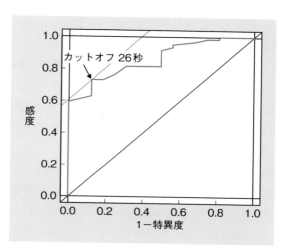

図4　転倒経験の有無に対する片足立ち時間の ROC 曲線とカットオフ値

表6　カットオフ値 26 秒での検査値の判断指標

	転倒		合計	
	あり	なし		
陽性＋	a 真陽性 (TP) 14	b 偽陽性 (FP) 16	a+b 30	陽性的中率（検査後確率）a/(a+b) 0.467
陰性−	c 偽陰性 (FN) 2	d 真陰性 (TN) 43	c+d 45	陰性的中率 d/(c+d) 0.956
合計	a+c 16	b+d 59	a+b+c+d 75	的中精度 (a+d)/(a+b+c+d) 0.760
	感度 a/(a+c) 0.875	特異度 d/(b+d) 0.729		
	偽陰性率 c/(a+c) 0.125	偽陽性率 b/(b+d) 0.271		

②分布

　ROC曲線を求める場合，特に前提とされる分布の条件はない.

（3）検定と ROC 曲線の算出

　統計ソフトを利用して求めた，AUC は 0.858 であった. この AUC の 95％信頼区間（C 統計量）はデロング法によって，0.770〜0.945 と求められた. 95％信頼区間の下限値（最小値）は 0.770 であり，0.5 よりも大きい値であった. したがって，AUC は有意に 0.5 より大きいと判断した.

　ROC 曲線は，**図4**の通りであった. ユーデンインデックスによるカットオフ値は 26 秒で，感度は 0.875（87.5％），特異度は 0.729（72.9％）であった（**表6**）.

（4）箱ひげ図による確認

　ROC 曲線の AUC が有意に 0.5 より大きく，感度・特異度も高ければ問題は少ないだろうが，念のため差の検定や箱ひげ図もみて，2 群を判別できるにふさわしいかの確認をしておくと良い. **図5**は片足立ち時間を転倒のあり・なしに分けて表した箱ひげ図であるが，2 群の差は大きいと判断できる.

デロング法
ROC 曲線の AUC に対する検定.

💡**ここがポイント！**
感度・特異度や ROC 曲線だけではなく. グラフも観察するようにしよう.

LECTURE **15**

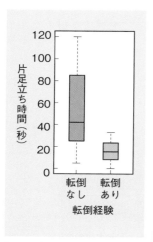

図5 転倒経験の有無による片足立ち時間の箱ひげ図

(5) 結果の記載

転倒経験の有無を片足立ち時間で判断できるかどうかを知るために，ROC 曲線を求めた．結果，AUC は 0.858 であった．また，AUC の 95％信頼区間（C 統計量）は 0.770～0.945 であった（デロング法）．95％信頼区間の下限値は，0.5 よりも大きいため，有意に 0.5 より大きいと判断した．

また，ユーデンインデックスによるカットオフ値は 26 秒で，感度は 0.875（87.5％），特異度は 0.729（72.9％）であった．

5. 適用の注意点

1）他の統計的手法を併用する

ROC 曲線は，単純なグラフを基にしてカットオフ値を求めるため，それだけの結果では不十分なことが多い．可能な限り，他の統計的手法を併用することが望ましい．主に差の検定が併用されるだろうが，箱ひげ図や点プロットなどの様々なグラフも描いて，結果が妥当かどうかを総合判断する必要がある．

2）検査値の判断指標，ROC 曲線は記述統計でしかない

感度・特異度をはじめとして ROC 曲線についても，本講義で述べた事項は記述統計でしかない．したがって，結果の解釈には慎重を要する．

例えば $n=10$ のようなデータでも，統計ソフトを使えば感度，特異度，陽性・陰性的中率，ROC 曲線まで出力してくれる．$n=10$ 前後の所見から，これらの情報を得たとしても，臨床的にみてどの程度の価値があるだろうか．理論上では感度＝特異度＝80％，AUC＝0.8 を示す検査であれば，1 群あたり 10 名以上，2 群で 20 名以上必要と計算されるが，あくまで理論である．

片足立ちのカットオフ値は 26 秒と算出されても，対象者を変えると 26 秒とならない恐れが十分考えられる．その意味でカットオフ値というものは継続した研究の集大成として，十分に考察した結果として公表しなければならないのである．研究論文，学会発表などを受けて，安易にカットオフ値を鵜呑みにすべきではない．その結果を公表するに至った過程，研究の蓄積度はもとより，感度・特異度だけではなく，事前確率や陽性・陰性的中率，感度・特異度の 95％信頼区間などの提示，分割表も把握しないと正確には評価できないことを述べてきた．

感度，特異度，カットオフ値などは，一般にも浸透して理解し易い反面，大きな問題が潜んでいる可能性も，忘れないようにしなければならない．

■参考文献

1）対馬栄輝．医療系研究論文の読み方・まとめ方—論文の PECO から正しい統計的判断まで．東京図書；2010．p.174-92.
2）徳増一樹．検査の選び方，活かし方．レジデントノート 2019；21（1）：22-30.

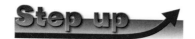

1. リスク比とオッズ比

　リスクは，ある検査によって陽性または陰性と判断された者それぞれ全対象に分けて，それぞれ実際に疾患があった者の割合を表す（表1）．検査ではなく，危険因子でも良い．例えば，骨折歴をもっている者または骨折歴なしの者それぞれ全対象に分けて，実際に再発した者の割合はリスクである．このリスクの比を取れば再骨折発生のリスク比となる．リスク比は倍数で表されるので，陰性に対して陽性が何倍疾患を発症しやすいと把握できる．

　オッズ比はリスク比と似ているが，計算が異なる．疾患ありの陰性者に対する陽性者の比をオッズとして求め，疾患なしの陰性者に対する陽性者の比をオッズとして求める．疾患ありのオッズと疾患なしのオッズの比をとるとオッズ比になる．倍数として表示するが，リスク比のような単純な人数の倍数になっていないことに注意が必要である．リスク比もオッズ比も倍数なので，1のときは検査や危険因子の影響がないと判断し，1より大きくまたは小さくなると影響は大きい．

　注意してみると，リスクは検査（原因）の側から説明しているのに対して，オッズは疾患（結果）の側から説明している（計算も同様）．リスク比は前向き研究に限定して用いられ，オッズ比は後ろ向き研究に用いられる（しかし，前向き研究でも適用可能である）．オッズ比に関してはLecture 14も参照されたい．

表1　リスク比とオッズ比の例

●リスク比①

		疾患		合計
		あり	なし	
検査	陽性	80	40	120
	陰性	20	160	180
合計		100	200	300

陽性のリスク：80/120＝0.667
陰性のリスク：20/180＝0.111
リスク比：陽性リスク/陰性リスク＝6倍

●オッズ比

		疾患		合計
		あり	なし	
検査	陽性	80	40	120
	陰性	20	160	180
合計		100	200	300

疾患ありのオッズ：80/20＝4.000
疾患なしのオッズ：40/160＝0.250
オッズ比：ありのオッズ/なしのオッズ＝16倍

表2　感度・特異度の変化と陽性・尤度比の関係

a. 陽性尤度比

		特異度								
		0.7	0.75	0.8	0.85	0.875	0.9	0.925	0.95	0.975
感度	0.7	2.3	2.8	3.5	4.7	5.6	7.0	9.3	14.0	28.0
	0.75	2.5	3.0	3.8	5.0	6.0	7.5	10.0	15.0	30.0
	0.8	2.7	3.2	4.0	5.3	6.4	8.0	10.7	16.0	32.0
	0.85	2.8	3.4	4.3	5.7	6.8	8.5	11.3	17.0	34.0
	0.875	2.9	3.5	4.4	5.8	7.0	8.8	11.7	17.5	35.0
	0.9	3.0	3.6	4.5	6.0	7.2	9.0	12.0	18.0	36.0
	0.925	3.1	3.7	4.6	6.2	7.4	9.3	12.3	18.5	37.0
	0.95	3.2	3.8	4.8	6.3	7.6	9.5	12.7	19.0	38.0
	0.975	3.3	3.9	4.9	6.5	7.8	9.8	13.0	19.5	39.0

　　は5以上のところ
　　は10以上のところ

b. 陰性尤度比

		特異度								
		0.7	0.75	0.8	0.85	0.875	0.9	0.925	0.95	0.975
感度	0.7	0.429	0.400	0.375	0.353	0.343	0.333	0.324	0.316	0.308
	0.75	0.357	0.333	0.313	0.294	0.286	0.278	0.270	0.263	0.256
	0.8	0.286	0.267	0.250	0.235	0.229	0.222	0.216	0.211	0.205
	0.85	0.214	0.200	0.188	0.176	0.171	0.167	0.162	0.158	0.154
	0.875	0.179	0.167	0.156	0.147	0.143	0.139	0.135	0.132	0.128
	0.9	0.143	0.133	0.125	0.118	0.114	0.111	0.108	0.105	0.103
	0.925	0.107	0.100	0.094	0.088	0.086	0.083	0.081	0.079	0.077
	0.95	0.071	0.067	0.062	0.059	0.057	0.056	0.054	0.053	0.051
	0.975	0.036	0.033	0.031	0.029	0.029	0.028	0.027	0.026	0.026

　　は0.2以下のところ
　　は0.1以下のところ

LECTURE
15

2. 陽性尤度比, 陰性尤度比

　尤度とは確率のようなものである．厳密には尤度と確率は，原因と結果の関係が真逆なので同等ではない．陽性的中率は確率で，感度は尤度と例えるとわかりやすい．

　真陽性率は感度と同等のもので，疾患のある者のうち陽性と正しく判断された者の割合を示す．それに対して，疾患のない者のうち陽性と間違って判断した者の割合は偽陽性率（1－特異度，に等しい）となる．真陽性率（尤度）を偽陽性率（尤度）で割る（感度/〈1－特異度〉）と陽性尤度比になる．一般的に尤度比というときは陽性尤度比の方を指す．

　陽性尤度比は，疾患のある人が疾患のない人に比べて，何倍陽性になりやすいかを表す．陽性尤度比≧10で確定診断に優れた検査となる．表2a をみると，特異度の高い方が陽性尤度比は高い．

　逆に，真陰性率は特異度と同等で，疾患のない者のうち，検査で陰性と正しく判断した者の割合を示す．疾患のある者のうち，検査で陰性と間違って判断した者の割合は偽陰性率（1－感度，に等しい）となる．偽陰性率を真陰性率で割る（〈1－感度〉/特異度）と陰性尤度比になる．

転倒によって殿部の痛みを訴え搬入された
①事前確率：
大腿骨近位部骨折の可能性は90％（0.90）
↓
②事前確率を事前オッズに換算
オッズ＝確率/（1－確率）
事前オッズ＝0.90/（1－0.90）＝9

③検査（レントゲン撮影像）で判断
感度96％，特異度86％
陽性（骨折あり）と診断された.
④陽性尤度比を求める
陽性尤度比＝0.96/（1－0.86）≒6.857

⑤事後オッズを求める
事後オッズ＝事前オッズ×陽性尤度比
事後オッズ＝9×6.857≒61.713
⑥事後オッズを事後確率に換算
確率＝オッズ/（1＋オッズ）
事後確率＝61.713/（1＋61.713）≒0.984（98.4％）

レントゲン撮影による検査結果から，大腿骨近位部骨折である確率は98.4％と判断された．

図1　事前確率と尤度比を用いて事後確率を求める例
図中の事前確率，感度，特異度はあくまで架空の数値であり，実際とは異なる．

　陰性尤度比は，疾患のある人が疾患のない人に比べて，何倍陰性になりやすいかを表す．陰性尤度比≦0.1で除外診断に優れた検査となる（表2b）．陽性尤度比は大きいほど，陰性尤度比は小さいほど優れた検査と考える．

　陽性・陰性尤度比は，感度・特異度を総合的に評価する指標であるが，そのままの値をみても直感的には理解が難しい．実際には，事前確率から事前オッズを求めて尤度比と掛け合わせ，事後オッズを求めるときに使用する．その事後オッズを事後確率に換算し，診断の根拠として活用するために必要な情報となる（図1）．

■参考文献
1) 対馬栄輝. 医療系研究論文の読み方・まとめ方—論文の PECO から正しい統計的判断まで. 東京図書；2010. p.174-192.
2) 徳増一樹. 検査の選び方，活かし方. レジデントノート 2019；21（1）：22-30.

小問題

1. 対象者（平均年齢72.4±5.2歳）75名の握力を測定し，測定から1年後に転倒を経験したか否かの聞き取りを行った．転倒経験の有無を判断する検査として握力を考え，25 kg 未満のものを陰性，25 kg より大きい者を陰性として，下記の分割表を得た．

	転倒		合計	検査前確率 (a+c)/(a+b+c+d)
	あり	なし		[⑧] %
陽性＋	a 15	b 32	a+b [⑤]	陽性的中率 a/(a+b) [⑨] %
陰性−	c 1	d 27	c+d [⑥]	陰性的中率 d/(c+d) [⑩] %
合計	a+c [①]	b+d [②]	a+b+c+d [⑦]	

感度 a/(a+c) [③] %　特異度 d/(b+d) [④] %

　この分割表について，各判断値を計算して埋めよ．

（解答は p.132）

LECTURE
15

小問題の解答

Lecture 1

1. 記述統計学, 推測統計学, 数理統計学, 探索的データ解析.
2. 解答の例:データには誤差が必ず含まれる. 通常, 誤差は測るたびに正と負の方向に均等にばらつくので, たまたまこの2人に差があっただけかもしれない. 治療の効果をみるのであれば, 多人数の対象者から平均を求めて, 全体として差があるかどうかを調べる必要がある. そうすれば, 誤差の影響も小さくなる.
3. 実際に計算して, なぜ差が生じるかを考える. もしこの計算を行ったときに平均の差が大きくなった場合, 最大の原因として想定されるのは性別の差である. それ以外の原因も考えてみよう.

Lecture 2

1. ①名義尺度, ②順序尺度(選択肢が5段階以上では, 間隔尺度として扱う場合もある), ③間隔尺度.
2. ①7, ②7.417, ③6.
3. ④箱ひげ図, ⑤ヒストグラム.

    このようなデータの傾向をグラフで表す場合, データの中心とばらつきを表現する必要がある. 今回の選択肢では, 中央値や最頻値, ばらつきを視覚的に表現できる「箱ひげ図」や「ヒストグラム」が望ましい.

Lecture 3

1. ②標準偏差, ③平均.
2. 標本とは, 研究で対象とする対象者そのものである. 母集団とは, 対象者と同じ属性(年齢や体格, 疾患など)をもった対象者∞人の大集団を意味する.
3. $p < 0.05$ であるため, 有意な差が認められる. また, 5%未満で有意な差がある.

Lecture 4

1. (1) 帰無仮説:バスケットボールチームとバレーボールチームの垂直跳びの平均値は同じである.

    対立仮説:バスケットボールチームとバレーボールチームの垂直跳びの平均値は異なる.

   (2) シャピロ・ウイルクの検定の結果,

    バスケットボールチーム $p = 0.9975$

    バレーボールチーム $p = 0.6935$

    であり, 両者とも正規分布に従うデータと考えられる. さらに, ルビーンの検定の結果, $p = 0.9617$ であり等分散が仮定されるため, 2標本t検定を選択する.

   (3) バスケットボールチームの平均値:70.8 ± 8.1758 cm

    バレーボールチームの平均値:73.1 ± 8.061569 cm

    2標本t検定の結果, $p = 0.5344$ であった.

    信頼区間は下限値が-9.928208で上限値が5.328208で0を含むことからも帰無仮説は棄却できないため, 両群間で有意な差があるとはいえないと結論づける(下図参照).

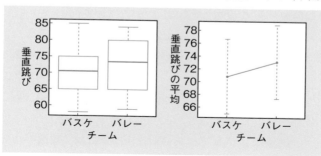

Lecture 5

1. （1）帰無仮説：筋トレ前後で50m走の時間は同じである．

　　　対立仮説：筋トレ前後で50m走の時間は異なる．

　（2）シャピロ・ウイルクの検定の結果，

　　　筋トレ前50m走　$p=0.7021$

　　　筋トレ後50m走　$p=0.492$

　　　であり，両者とも正規分布に従うデータと考えられるため，対応のあるt検定を選択する．

　（3）筋トレ前50m走：9.630 ± 0.5098366

　　　筋トレ後50m走：9.498 ± 0.4825119

　　　対応のあるt検定の結果，$p=0.3885$であった．

　　　信頼区間は下限値が-0.1975442で上限値が0.4615442で0を含むことからも帰無仮説は棄却できないため，両群間で有意な差があるとはいえないと結論づける（下図参照）．

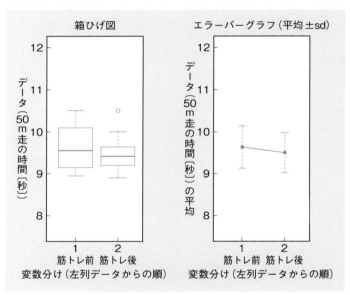

Lecture 6

1. ③中央値，④四分位範囲．

　　ノンパラメトリック法による差の検定では，中央値と四分位範囲（25パーセンタイル値と75パーセンタイル値もしくは，最小値と最大値）の記載が望ましい．理由は，ノンパラメトリック法による差の検定では，それらの数値を基準に計算しているからである．

2. ウィルコクソンの検定の適用条件は以下の通りである．

　　・正規分布に従わない母集団分布のデータである．

　　・順序尺度，間隔尺度，比率尺度のデータである．

　　・中央値を比較することに意味があるデータである．

　　・1つの標本について条件を変えて得られた2つのデータ（2変数）である．

3. ⑤マン・ホイットニーの検定（ウィルコクソンの順位和検定）．

　　この例題の標本数は2標本（男性と女性の2群），データの尺度は4段階の順序尺度であり，ノンパラメトリック法による2標本の差の検定が適切である．

Lecture 7

1. ピアソンの相関係数は2変数が正規分布に従うときである．スピアマンの順位相関係数は2変数のうち，少なくとも1つが正規分布に従わないときである．

2. （1）身長のみが正規分布に従う．したがって，全ての組み合わせがスピアマンの順相関係数である．

(2) 握力と身長のみ有意な相関関係（$p \fallingdotseq 0.0000$）である．

(3) $r = 0.7665$ で，かなり強い（正の）相関がある．

Lecture 8

1. 相関係数の検定は，変数 X と変数 Y とのあいだに直線的な関係がどの程度あるのかを示す手法である．一方，回帰分析は，変数 X の値より変数 Y の値を推測するための回帰式を示す手法である．

2. 回帰係数は，得られた数値を用いて回帰分析を行った場合に得られるものである．標準回帰係数は，変数を標準化したうえで回帰分析を行って求められる回帰係数である．回帰係数が単位の影響を受けるのに対して，標準回帰係数は単位の影響を受けないため，影響の大きさを比較することができる．

3. 回帰式は，$Y = 86.3 + 5.36X$．11.5 歳のときに予測される身長は 147.94 cm.

Lecture 9

1. (1) 分散分析表をみると，有意確率が 0.05 未満であることから，重回帰分析で得られた回帰式は役立つと解釈することができる．

(2) 偏回帰係数の表をみると，定数を除くすべての因子の有意確率が 0.05 未満であることから，すべての係数が役立つと解釈できる．

(3) モデルの要約の表をみると，モデル 1 の調整ずみ決定係数は 0.378，モデル 2 の調整ずみ決定係数は 0.565 であることから，モデル 2 の予測精度が高いと解釈できる．

(4) 偏回帰係数の表をみると，標準化係数が重心動揺指数で -0.708 であることから強く影響，座位バランス能力で -0.480 であることから中等度影響していると解釈できる．

Lecture 10

1. (1) 帰無仮説：失語症では言語療法と言語症状に関連はない．

対立仮説：失語症では言語療法と言語症状に関連がある．

(2)

			言語症状		行合計
			改善した	改善しなかった	
言語療法	行った	観察度数	23	13	36
		期待度数	15.5	20.5	
		残差	7.5	-7.5	
	行わなかった	観察度数	20	44	64
		期待度数	27.5	36.5	
		残差	-7.5	7.5	
	列合計		43	57	100

(3) 言語療法を行った群では言語症状が改善した例が 23/36 例（63.9 %），改善しなかった例が 13/36 例（36.1 %），言語療法を行わなかった群では言語症状が改善した例が 20/64 例（31.3 %），改善しなかった例が 44/64 例（68.8 %）となり，失語症においては言語療法と言語症状に有意な関連があることが明らかとなった（$p < 0.01$）.

Lecture 11

1. データ測定の対象が水準ごとに異なれば対応のない要因，同じ対象ですべての水準を反復測定していれば対応のある要因である．

2. この手続きと解釈は誤りである．

一元配置分散分析の段階で $p > 0.05$ であるので，主効果は有意でないと判断し，ポストホック検定としての多重比較法は行う必要がない．たとえ $p = 0.051$ とわずかであっても，有意水準 5 % を超える場合は，有意とはならないことにも注意しなければならない．

3. ① 0.05 以上，② 従う，③ 0.01，④ 若年，⑤ 高齢，⑥ 5.653，⑦ 23.028.

④, ⑤については, 「高齢群が若年群より有意に遅い」と解釈しても同義である. どちらの群が速いかどうかは, 所要時間の平均をみて判断できる.

Lecture 12

1. この手続きは誤りである.

　　水準数ではなく, 対応のあるt検定を行う回数をかけて補正しなければならない. 検定回数は, 水準数×(水準数-1)÷2であるので, 6をかけるのが正答である.

2. ①従う, ②0.01, ③有意, ④0.01, ⑤11.072, ⑥21.985, ⑦10.060, ⑧24.225.

　　歩行速度の平均をみれば, 測定時期によって速度が増加しているか減少しているか判断できる. なお, 表中の$p=0.000$とは四捨五入しても小数第3位に満たない小さな値(0.0001や0.00001など)を表しているのであって, $p=0$という意味ではない. また$p=1.000$とは, ボンフェローニ法によってt検定で得られた有意水準に3をかけるため, 補正後の数値が1を超えた場合を表している. 95%信頼区間は, 2つの水準の差の推定値であるため, 数値の大きい水準と小さい水準のどちらを基準にするか(大きいほうから小さいほうを引くか, 小さいほうから大きいほうを引くか)で正負の符号は逆転するが, 差の値としては絶対値でみてかまわない. したがって, 負の値となった場合には, 「最低○○の差」「最高○○の差」と解釈するときに, 上限と下限が逆になっていることに注意する.

Lecture 13

1. ①ICC(1, 1), ②ICC(2, 1), ③カッパ係数.
2. 信頼性は中等度の一致である.
3. 再現性は複数の測定値がどれくらい同じ値となるかというばらつきの小ささであるが, 正確度は真の値を正確に測っているかどうかを表す指標である.
4. ①0.8663574, ②0.7404453, ③十分.

Lecture 14

1. ①χ^2, ②1, ③握力, ④0.873, ⑤良好.

Lecture 15

1.

	疾患		合計	検査前確率 (a+c) / (a+b+c+d) [⑧ 21.3%]
	あり	なし		
陽性＋	a 15	b 32	a+b [⑤ 47]	陽性的中率 a/ (a+b) [⑨ 31.9%]
陰性－	c 1	d 27	c+d [⑥ 28]	陰性的中率 d/ (c+d) [⑩ 96.4%]
合計	a+c [① 16]	b+d [② 59]	a+b+c+d [⑦ 75]	
	感度 a/ (a+c) [③ 93.8%]	特異度 d/ (b+d) [④ 45.8%]		

到達目標

・各 Lecture で学んだ知識について，自身の理解度や到達度を知る．
・各 Lecture で学んだ内容の要点について，試験を通じて理解する．
・試験の結果を踏まえて，各 Lecture の内容について再度復習する．

この試験の目的とするもの

　これまでの講義で，統計学に関する基本的な知識について学習してきました．

　この章は，学んだ内容のなかでポイントとなることがらについて問う試験問題と，解答および簡単な解説から構成されています．ここでの試験問題には特別難しいものはなく，主に基本的かつ重要なもので成り立っています．問題形式としては，Ⅰ：かっこ内に適切な用語を書き込む穴埋め式問題，Ⅱ：5 択の選択式問題，Ⅲ：実際の統計解析の結果を解読する問題があります．

　これまで学んだ内容をどこまで理解しているかの「力試し」として挑戦してみてください．不正解であった場合には，なぜ不正解であったか，解説を読み，また本文を調べて，復習してください．

試験の結果はどうでしたか？

□ 自分自身の理解度や到達度を知ることができた．
□ 復習すべき内容が把握できた．
□ 統計学を理解するための基礎知識が整理できた．
□ リハビリテーションにかかわるうえで，統計学がどのように活用されるのかが理解できた．

---

comment

パーソナルコンピュータの発達・普及に伴い統計解析を簡単に行える現在では，一般社会でも統計学の活用が重視されています．統計学は，臨床で働く者にとっては根拠に基づく医療（EBM）を実践するうえで研究を適切に理解するために，また研究に取り組む者にとっては正しい統計解析と結果の解釈を行うために，必要となる知識です．特にこれからの医療者は基礎知識として備えておくべきでしょう．

問題I　穴埋め式問題

かっこに入る適切な用語は何か答えなさい．なお，13，14 は該当するものをいずれか選びなさい．

1) データの尺度には，（1.　　　　　　　），（2.　　　　　　　），（3.　　　　　　　），（4.　　　　　　　）がある．（1.　　　　　　　），（2.　　　　　　　）を質的データ，（3.　　　　　　　），（4.　　　　　　　）を量的データとも呼ぶ．

2) 代表値とは，データの中心を表す要約値で，平均，（5.　　　　　　　），（6.　　　　　　　）がある．

3) 散布度とは，データのばらつきを表す要約値で，（7.　　　　　　　）または分散，四分位範囲などがある．

4) （8.　　　　　　　）尺度のデータでは，すべての代表値，散布度が計算できる．

5) （9.　　　　　　　）尺度のデータでは，中央値，四分位範囲が計算できる．

6) （10.　　　　　　　）分布を判定する際には，シャピロ・ウイルクの検定を用いる．また，（10.　　　）分布の代表値は一致する．

7) エラーバーグラフは，平均や分散の使えるデータ，すなわち（10.　　　　　　　）分布に従うデータに適用となり，それ以外の分布に従うデータの中央値と四分位範囲を表すグラフとしては（11.　　　　　　　）が適切である．

8) 2 標本 t 検定は，（12.　　　　　　　）の差を検定する方法である．

9) 検定は，（13. 標本・母集団）から得られる平均の差で判断するのではなく，そこから推定される（14. 標本・母集団）の平均に差があるかどうかを判定するものである．

10) 統計学的仮説には，「差がない」などの無の意味をもつ（15.　　　　　　　）仮説と，それとは逆に「差がある」などと表記される（16.　　　　　　　）仮説がある．

11) 統計学的有意というときは，有意水準として通常 $p<$（17.　　　　　　　）ならびに $p<$（18.　　　　　　　）が用いられる．たとえば，差の検定の結果が $p=0.02$ であったときは「$p<$（19.　　　　　　　）で有意に差がある」と判定する．

12) 母平均の存在する範囲を推定する指標として，（20.　　　　　　　）が利用される．

13) パラメトリック法は平均や分散が使える（21.　　　　　　　）分布のデータに適用でき，ノンパラメトリック法はそれ以外の分布に従うデータに適用できる．

14) （22.　　　　　　　）データは同一個体で複数回計測したもので，代表的なパラメトリック法の差の検定には（23.　　　　　　　）がある．（24.　　　　　　　）データは独立した 2 群を計測したもので，代表的なパラメトリック法の差の検定には（25.　　　　　　　）がある．

問題Ⅱ　選択式問題

以下の問いについて，該当するものを選びなさい．

問題 1

健康教室の参加者100人を対象として，5年前に握力を測定した．今年，5年前と同じ参加者を対象として，再び握力を測定した．握力のデータは5年前も現在も，正規分布していることを確認した．このデータを解析するのに適切な手法はどれか．

1. 対応のある t 検定
2. 単回帰分析
3. 一元配置分散分析
4. マン・ホイットニーの検定
5. 2標本 t 検定

問題 2

収集したデータの要約値を公開するときに用いる記述方法として正しい組み合わせはどれか．

1. 中央値と分散
2. 平均と標準偏差
3. 最頻値と変動係数
4. 中央値と標準偏差
5. 分散と範囲

問題 3

降圧薬を服薬していない正常高値血圧（収縮期血圧 130～139 mmHg かつ/または拡張期血圧 85～89 mmHg，高めの正常値）の40～70歳の男性100人を対象として，5か月間の減塩教室を指導した．教室参加前と5か月後の収縮期血圧を比較した結果，教室終了後の測定値が有意確率5%未満で，有意に低下していた．この統計学的な解釈で正しいのはどれか．

1. 減塩教室参加前後で測定値が変わらないという仮説が成立する確率は，5%未満である．
2. 参加者のうち，95人は測定値が低下したが，5人は低下しないという意味である．
3. 参加者のうち，5人が降圧薬を必要とする状態になったという意味である．
4. 一般的に，正常高値血圧の40～70歳の男性に減塩教室を5か月間行うと，測定値が5%低下すると予想されるという意味である．
5. 一般的に，正常高値血圧の40～70歳の男性に減塩教室を5か月間行うと，95%の確率で同じ結果が得られるという意味である．

問題 4

以下の文で正しいのはどれか．

1. 平均は中央値のことである．
2. 標準偏差は分布の範囲を表している．
3. 「信頼性がある」ということは標準偏差が小さいということである．
4. 調べたい集団全体のことを標本という．
5. 標準偏差は分散の2乗と等しい．

以下の文で誤っているのはどれか.

1. 名義尺度のデータは加減乗除しても意味をなさない.
2. 比率尺度のデータでは比を求めることができる.
3. 間隔尺度のデータでは標準偏差を計算することもある.
4. 順序尺度のデータでは平均を求めることができる.
5. 比率尺度のデータでは中央値を求めることができる.

以下の文で誤っているのはどれか. 2つ選べ.

1. 間隔尺度のデータに χ^2 検定を適用できる.
2. 順序尺度のデータから中央値を求めることができる.
3. 間隔尺度のデータから平均値, 標準偏差を求めることができる.
4. 名義尺度のデータに対応のある t 検定を適用できる.
5. 比率尺度のデータでは四則演算が可能である.

名義尺度のデータに対して適用できるのはどれか.

1. 2標本 t 検定
2. F 検定
3. χ^2 検定
4. 積率相関係数
5. 重回帰分析

以下の文で正しいのはどれか.

1. 一般に, 健常者であれば身長と体重には負の相関がある.
2. 中央値は平均値を上回らない.
3. オッズ比は多重ロジスティック回帰分析によって求めることができる.
4. 10人ずつで構成される2群間の差の検定には, 2標本 t 検定を使うべきである.
5. 運動機能が日常生活活動に影響するかどうかを知るためには, 運動機能を従属変数として回帰分析を行う.

以下の文で適切なのはどれか.

1. 正規分布しない順序尺度データの差をノンパラメトリック法で調べる.
2. 運動の効果を検証するために, 運動の効果に差があることを帰無仮説とした.
3. 単一症例で運動前後の歩行速度の変化を2標本 t 検定で検討した.
4. 5段階レベルで評価した日常生活動作の得点に対して多重ロジスティック回帰分析を適用した.
5. 転倒あり群と転倒なし群の分類に対して, 2つ以上の要因による影響をみるために, 重回帰分析を用いた.

問題 10

以下の文で正しいのはどれか.

1. 相関係数 r が 0.1 のとき,非常に高い相関があると判断する.
2. 相関係数の検定で,有意確率 p を求めることはない.
3. 決定係数は相関係数の適合度指標である.
4. 名義尺度のデータには相関係数は適用できない.
5. 相関係数は 2 変数間の因果関係を明らかにする.

問題III　解析結果の解釈問題

問いに従って答えなさい.

問題 1

20〜23 歳の健常者 36 人を対象として,体重と身長の相関係数を求めたところ,$r=0.772$,有意確率は $p=$ 0.000000035 という結果を得た.この結果について,①相関係数と,②有意確率のそれぞれについて,どのように解釈すべきか文章で記載せよ.

問題 2

20〜23 歳の健常者男性 13 人,女性 23 人を対象として,腹筋力を測ったところ,男性群は平均±標準偏差が 373.8±52.9 Nm で中央値は 348.4 Nm,女性群は平均±標準偏差が 236.6±40.0 Nm,中央値は 228.6 Nm であった.これら 2 群のデータはシャピロ・ウイルクの検定によって正規分布に従わないと判断されたため,マン・ホイットニーの検定を適用したところ,その有意確率は $p=0.0000000008$ であった.この結果について,①これら 2 群の有意差があるかないかについて文章で記載し,②有意差があるとすれば平均と中央値のどちらを表示すべきか答えよ.

問題 3

高齢者を対象に,日頃の運動量の程度によって 3 群に分け,膝伸展筋力(膝の筋力)に差があるかどうか,一元配置分散分析を行った.

解析結果から,以下の文のかっこを埋め,かっこ内に文字があるときは適切なものを選択して,解釈を完成させよ.

【記述統計】

	度数	平均	標準偏差	標準誤差	平均値の 95%信頼区間		最小	最大
					下限	上限		
運動しない群	6	101.6667	14.71960	6.00925	86.2194	117.1139	80.00	120.00
過去に運動していた群	6	108.3333	26.39444	10.77549	80.6341	136.0326	70.00	140.00
運動継続群	6	168.3333	32.50641	13.27069	134.2199	202.4467	120.00	200.00
合計	18	126.1111	39.12858	9.22269	106.6529	145.5693	70.00	200.00

従属変数:膝伸展筋力

【分散分析】

	平方和	df	平均平方	F	有意確率
グループ間	16177.778	2	8088.889	12.318	0.001
グループ内	9850.000	15	656.667		
合計	26027.778	17			

従属変数:膝伸展筋力

I群	J群	平均差（I−J）	標準誤差	有意確率	95%信頼区間	
					下限	上限
運動しない群	過去に運動していた群	−6.66667	14.79489	0.895	−45.0960	31.7626
	運動継続群	−66.66667*	14.79489	0.001	−105.0960	−28.2374
過去に運動していた群	運動しない群	6.66667	14.79489	0.895	−31.7626	45.0960
	運動継続群	−60.00000*	14.79489	0.003	−98.4293	−21.5707
運動継続群	運動しない群	66.66667	14.79489	0.001	28.2374	105.0960
	過去に運動していた群	60.00000*	14.79489	0.003	21.5707	98.4293

従属変数：膝伸展筋力
*平均の差は 0.05 水準で有意

　データは有意に正規分布に従い，等分散していた．そこで，一元配置分散分析を行ったところ，有意確率$p<$（①　　　　　　）であり有意に（②差がある・差があるとはいえない）．次にテューキー法による多重比較を行った結果，（③　　　　　）群と（④　　　　　）群，（⑤　　　　　）群と（⑥　　　　　）群に$p<0.01$で有意な差が認められた．このことから，膝伸展筋力の最も強い群は（⑦　　　　　）群であり，最も弱い群は（⑧　　　　　）であった．運動しない群と過去に運動していた群は，$p=$（⑨　　　　　）であったため，（⑩差があるとはいえない・差がない）と判定した．

問題4

　脳血管障害患者27人を対象として，歩行自立度に対する影響因子をみるために，発症からの期間，麻痺の程度，感覚障害など，いくつかの項目を評価し，何か影響するのか，ステップワイズ法による重回帰分析を行った．なお，FRT（ファンクショナルリーチテスト）とは立位でのバランステストの1つであり，大きい値ほど平衡感覚が安定していることを示す．

　解析結果から，以下の文のかっこを埋め，かっこ内に文字があるときは適切なものを選択して，解釈を完成させよ．

【モデルの要約】

モデル	R	R^2（決定係数）	調整ずみ R^2（調整ずみ決定係数）	推定値の標準誤差
1	0.751*	0.564	0.526	0.618

*予測値：（定数），FRT，表在感覚

【分散分析*】

モデル		平方和	df	平均平方	F	有意確率
1	回帰	11.359	2	5.680	14.854	0.000**
	残差	8.794	23	0.382		
	合計	20.154	25			

*従属変数：歩行自立度
**予測値：（定数），FRT，表在感覚

【係数*】

モデル		標準化されていない係数		標準化係数	t	有意確率
		B	標準誤差	ベータ		
1	（定数）	−0.347	0.519		−0.668	0.511
	表在感覚	0.514	0.151	0.472	3.412	0.002
	FRT	0.060	0.015	0.544	3.931	0.001

*従属変数：歩行自立度

　分散分析の結果が$p<$（①　　　　　）なので，この結果は有意に（②役立つ・役立つとはいえない）と判断した．選択された項目は表在感覚，FRTの2つであり，ともに$p<$（③　　　　　）で有意に影響していた．

　この回帰式は，歩行自立度＝（④　　　　　）＋（⑤　　　　　）×表在感覚＋（⑥　　　　　）×FRTとなる．決定係数$R^2＝$（⑦　　　　　）であるため，予測精度は（⑧高い，低い）と判定された．

　表在感覚の影響度合いは（⑨　　　　　），FRTの影響度合いは（⑩　　　　　）で，FRTのほうが影響が大きかった．

解答

Ⅰ 穴埋め式問題　　配点：1問（完答）1点　計25点

1.	名義尺度	Lecture 2 参照
2.	順序尺度	Lecture 2 参照（1，2 は順不同）
3.	間隔尺度	Lecture 2 参照
4.	比率尺度	Lecture 2 参照（3，4 は順不同）
5.	中央値	Lecture 2 参照
6.	最頻値	Lecture 2 参照
7.	標準偏差	Lecture 2 参照
8.	間隔・比率	Lecture 2 参照
9.	順序	Lecture 2 参照
10.	正規	Lecture 2，4 参照
11.	箱ひげ図	Lecture 2 参照
12.	平均	Lecture 4 参照
13.	標本	Lecture 3 参照
14.	母集団	Lecture 3 参照
15.	帰無	Lecture 3 参照
16.	対立	Lecture 3 参照
17.	0.05	Lecture 3 参照
18.	0.01	Lecture 3 参照（17，18 は順不同）
19.	0.05	Lecture 3 参照
20.	信頼区間（または95％信頼区間）	Lecture 3 参照
21.	正規	Lecture 3 参照
22.	対応のある（または1標本の）	Lecture 5 参照
23.	対応のある t 検定	Lecture 5 参照
24.	対応のない（または2標本の）	Lecture 4 参照
25.	2標本 t 検定	Lecture 4 参照

Ⅱ 選択式問題　　配点1問2点　計22点

問題1　　1

2. 2つの変数の関係を用いて，1つの変数からもう1つの変数を予測する手法である（Lecture 8）．3. 3変数以上の平均の差を調べる手法である（Lecture 11）．4. 2つの中央値の差の検定である（Lecture 6）．5. 平均の差を調べる手法である（Lecture 4）．

問題2　　2

1. 中央値と四分位範囲の組み合わせが正しい（Lecture 2）．3. 最頻値は単一で表示される（Lecture 2）．なお，変動係数は，2つのデータのばらつきの程度を比較する場合に用いる，標準偏差をそれぞれの平均値で割った値である．4. 中央値と標準偏差が同時に述べられることはない（Lecture 2）．5. 範囲はどの組み合わせでもよいが，分散は標準偏差の2乗なので，これらを組み合わせて表示することはない（Lecture 2）．

問題3　**1**

2，3．検定で得られた有意確率は，対象者の比率や人数を表すものではない（Lecture 3）．4．検定で得られた有意確率は，測定値やその比率の差を表すものではない（Lecture 3）．5．有意確率は，本実験と同じ結果が起こる確率を求めるものではない（Lecture 3）．

問題4　**2**

1．平均と中央値は異なるものである（Lecture 3）．3．標準偏差が小さくかつ，真の値に近いことが要求される（Lecture 13）．4．母集団のことを説明している（Lecture 3）．5．分散は標準偏差の2乗に等しい（Lecture 3）．

問題5　**4**

4．順序尺度のデータでは，中央値を求めることができる（Lecture 2）．

問題6　**1，4**

1．χ^2検定は，名義尺度のデータに用いる（Lecture 10）．4．対応のあるt検定は，名義尺度以外のデータに用いる（Lecture 4，5）．

問題7　**3**

1，2，4，5は，名義尺度以外のデータに用いる（Lecture 4，7，9）．

問題8　**3**

1．体重が大きいほど身長が大きいという正の相関が一般的である（Lecture 7）．2．平均値と中央値に，どちらが大きい，小さいという一定関係はない（Lecture 3）．4．2標本t検定以外にマン・ホイットニーの検定などのノンパラメトリック法も用いることができる（Lecture 6）．5．運動機能が原因（独立変数），日常生活活動が結果（従属変数）である（Lecture 8）．

問題9　**1**

2．運動の効果に差がないことを帰無仮説とする（Lecture 3）．3．2人以上の被検者が必要となる（Lecture 4）．
4．多重ロジスティック回帰分析における従属変数は，2群に分けられたデータのみが対象となる（Lecture 14）．
5．重回帰分析は，間隔・比率尺度のデータに対して，2つ以上の要因の影響をみる手法である（Lecture 9）．

問題10　**4**

1．rが1に近いほど，相関が高い（Lecture 7）．2．検定は，有意確率を求めるものである（Lecture 7）．3．決定係数は回帰分析の適合度を表す（Lecture 8）．5．相関係数は，2変数間の直線的関係の強さを明らかにする（Lecture 7）．

Ⅲ　解析結果の解釈問題　　　配点：1は完答で10点，2は完答で13点，3，4はかっこごとに各2点　計43点

問題1

以下の内容をおおむね記載できれば，正答とする（Lecture 7 参照）.

①相関係数は，$r=0.772$ なので，かなり高い相関がある．また，②有意確率は，$p<0.01$ で有意な相関関係にあることがわかる.

問題2

以下の内容をおおむね記載できれば，正答とする（Lecture 4, 6 参照）.

①これら2群には，$p<0.01$ で有意差があると認められた．②マン・ホイットニーの検定を用いているため，中央値を表示すべきである.

問題3

① 0.01，②差がある，③過去に運動していた，④運動継続，⑤運動しない，⑥運動継続，⑦運動継続，⑧運動しない，⑨ 0.895，⑩差があるとはいえない（Lecture 11 参照）.

①一般的には，$p<0.05$ と $p<0.01$ の記載になり，p が 0.01 未満のときは $p<0.01$ と記述する．③と④，⑤と⑥は順不同．⑦，⑧記述統計の表の平均と記載されている箇所の値から判断できる．⑨，⑩ p が 0.05 以上のときは「差がない」と判定するのではなく「差があるとはいえない」，すなわち差があるともないともいえない状態を意味する.

問題4

① 0.01，②役立つ，③ 0.01，④ -0.347，⑤ 0.514，⑥ 0.060，⑦ 0.564，⑧高い，⑨ 0.472，⑩ 0.544（Lecture 9 参照）.

①，②重回帰分析では，この分散分析の結果が $p<0.05$ でなければならない．⑥回帰式は，係数の表の「標準化されていない係数 B」（定数が回帰係数となる）の数値を参考に作成する．⑧絶対ではないが，一般的に 0.5 以上で予測精度が高い．⑨，⑩影響の度合いについては，標準化係数（標準偏回帰係数）を参照する.

索引

中山書店の出版物に関する情報は，小社サポートページを御覧ください．
https://www.nakayamashoten.jp/support.html

本書へのご意見をお聞かせください．
https://www.nakayamashoten.jp/questionnaire.html

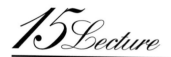 **15レクチャーシリーズ**

リハビリテーションテキスト
リハビリテーション統計学　第2版

2015 年 1 月 30 日　初　版第 1 刷発行
2017 年 4 月 6 日　　　　第 2 刷発行
2020 年 12 月 10 日　　　第 3 刷発行
2024 年 3 月 1 日　第 2 版第 1 刷発行

総編集 ………… 石川　朗（いしかわ あきら）

責任編集 ………… 対馬栄輝（つしまえいき）

発行者 ………… 平田　直

発行所 ………… 株式会社 中山書店
　　　　　　　〒 112-0006　東京都文京区小日向 4-2-6
　　　　　　　TEL 03-3813-1100（代表）
　　　　　　　https://www.nakayamashoten.jp/

装丁 ………… 藤岡雅史

印刷・製本 ……… 株式会社　真興社

ISBN978-4-521-74990-7
Published by Nakayama Shoten Co., Ltd.　　　　　　　　　　　Printed in Japan
落丁・乱丁の場合はお取り替えいたします

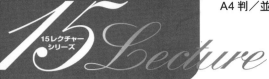